Kohlhammer

Der Autor:
Marc Deschka ist freier Medizinjournalist und Fachbuchautor.

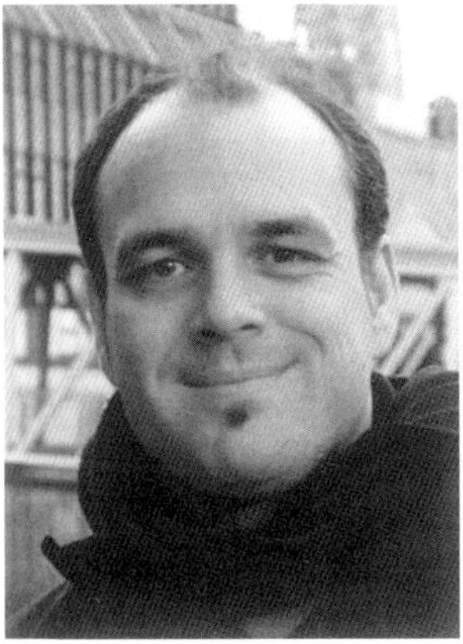

Marc Deschka

Taschenlexikon Arzneimittel

Verlag W. Kohlhammer

Wichtiger Hinweis
Pharmakologische Daten verändern sich fortlaufend durch klinische Erfahrung, pharmakologische Forschung und Änderung von Produktionsverfahren. Verlag und Autor haben große Sorgfalt darauf gelegt, dass alle in diesem Buch gemachten Angaben dem derzeitigen Wissensstand entsprechen. Eine Gewährleistung können Verlag und Autor hierfür jedoch nicht übernehmen. Daher ist jeder Benutzer angehalten, die gemachten Angaben, insbesondere in Hinsicht auf Arzneimittelnamen, enthaltene Wirkstoffe und spezifische Anwendungsbereiche anhand des Medikamentenbeipackzettels und der entsprechenden Fachinformationen zu überprüfen und in eigener Verantwortung im Bereich der Patientenversorgung zu handeln. Aufgrund der Auswahl häufig angewendeter Arzneimittel besteht kein Anspruch auf Vollständigkeit.

1. Auflage 2004

Umschlag: Gestaltungskonzept Peter Horlacher
Gesamtherstellung: W. Kohlhammer
Druckerei GmbH + Co. Stuttgart

ISBN 3–17–018520-9

A

A

Aarane®	Cromoglicinsäure + Reproterol (Asthmamittel)
Abacavir	▶ **Ziagen®**
Abciximab	▶ **ReoPro®**
AB-Fentanyl®	Fentanyl (Schmerzmittel/BTM)
Acamprosat	▶ **Campral®**
Acarbose	▶ **Glucobay®**
Acaril®	Benzylbenzoat (Mittel bei Krätze)
Acarosan®	Benzylbenzoat (Mittel bei Krätze)
ACC...®	Acetylcystein (Schleimlösendes Mittel)
Accupaque®	Iohexol (Röntgenkontrastmittel)
Accupro®	Quinaprilat (Mittel bei Bluthochdruck, Mittel bei Herzschwäche)
Acebutolol	▶ **Prent®**
Acecromol®	Cromoglicinsäure (Mittel bei Allergien)
ACE-Hemmer...®	Captopril (Mittel bei Bluthochdruck, Mittel bei Herzschwäche)
Acemetacin	▶ **Acemetacin...®** ▶ **Acemetadoc®** ▶ **Acephlogont®** ▶ **Rantudil®**
Acemetacin...®	Acemetacin (Schmerzmittel, Rheumamittel)
Acemetadoc®	Acemetacin (Schmerzmittel, Rheumamittel)
Acemuc®	Acetylcystein (Schleimlösendes Mittel)

Acenorm cor®	Captopril (Mittel bei Bluthochdruck, Mittel bei Herzschwäche)
Acephlogont®	Acemetacin (Schmerzmittel, Rheumamittel)
Acerbon®	Lisinopril (Mittel bei Bluthochdruck, Mittel bei Herzschwäche)
Acerpes®	Aciclovir (Mittel bei Herpesinfektionen)
Acesal®	Acetylsalicylsäure (Schmerzmittel)
Acetabs®	Acetylcystein (Schleimlösendes Mittel)
Acetazolamid	▶ **Diamox®** ▶ **Diuramid®** ▶ **Glaupax®**
Acetocaustin®	Chloressigsäure (Mittel bei Warzen)
Acetolyt®	Hexacalciumhexannatriumheptacitrat-hexahydratkomplex (Mittel bei metabolischer Azidose)
Acetycholinchlorid	▶ **Miochol-E®**
Acetylaminonitropro-poxybenzen	▶ **Falimint®**
Acetylcystein	▶ **ACC...®** ▶ **Acemuc®** ▶ **Acetabs®** ▶ **Acetylcystein...®** ▶ **Acetyst PB®** ▶ **Atse®** ▶ **Azubronchin®** ▶ **Bromuc®** ▶ **Durabronchial®** ▶ **Fluimucil®** ▶ **Fluimucil-Antidot®** ▶ **Muciteran®** ▶ **Mucret®** ▶ **Myxofat®** ▶ **NAC...®** ▶ **Phamuc®** ▶ **Siran®**

Acetylcystein...®	Acetylcystein (Schleimlösendes Mittel)
Acetylin®	Acetylsalicylsäure (Schmerzmittel)
Acetylsalicylsäure	► **Acesal®** ► **Acetylin®** ► **Acetylsalicylsäure...®** ► **Alka-Seltzer®** ► **Aspirin...®** ► **Aspro®** ► **ASS...®** ► **Godamed®** ► **HerzASS®** ► **Miniasal®** ► **Santasal N®** ► **Togal ASS®**
Acetylsalicylsäure...®	Acetylsalicylsäure (Schmerzmittel)
Acetyst PB®	Acetylcystein (Schleimlösendes Mittel)
Achromycin®	Tetracyclin (Tetrazyklin-Antibiotikum)
Acic®	Aciclovir (Mittel bei Herpesinfektionen)
ACICLO BASICS®	Aciclovir (Mittel bei Herpesinfektionen)
Aciclobeta®	Aciclovir (Mittel bei Herpesinfektionen)
Aciclostad®	Aciclovir (Mittel bei Herpesinfektionen)
Aciclovir	► **Acerpes®** ► **Acic®** ► **ACICLO BASICS®** ► **Aciclobeta®** ► **Aciclostad®** ► **Aciclovir...®** ► **Acic-Ophtal®** ► **Acivir®** ► **Dynexan Herpescreme®** ► **Herpetad®** ► **Mapox®** ► **Supraviran®** ► **VIRAX-PUREN®**

	▶ **Virupos®** ▶ **Virzin®** ▶ **Zoliparin®** ▶ **Zovirax®**
Aciclovir…®	Aciclovir (Mittel bei Herpesinfektionen)
Acic-Ophtal®	Aciclovir (Mittel bei Herpesinfektionen)
Acimethin®	Methionin (Mittel zur Harnansäuerung)
Acimol®	Methionin (Mittel zur Harnansäuerung)
Acipimox	▶ **Olbemox®**
Acitretin	▶ **Neotigason®**
Acivir®	Aciclovir (Mittel bei Herpesinfektionen)
Aclinda®	Clindamycin (Lincosamid-Antibiotikum)
ACNU®	Nimustin (Mittel bei Krebserkrankungen)
Acriflaviniumchlorid	▶ **Nordapanin N®**
Actilyse®	Alteplase (Fibrinauflösendes Mittel)
Actinoquinol	▶ **Duraultra®**
Actiq®	Fentanyl (Schmerzmittel/BTM)
Actonel®	Risedronsäure (Mittel bei Morbus Paget)
Actos®	Pioglitazon (Blutzuckersenkendes Mittel)
Actrapid Human®	Insulin human (Blutzuckersenkendes Mittel)
Acular®	Ketorolactrometamol (Augenheilmittel)
Adalat®	Nifedipin (Mittel bei Bluthochdruck, Mittel bei Erkrankung der Herzkranzgefäße)
Adapalen	▶ **Differin®**
Adekin®	Amantadin (Parkinsonmittel, Mittel bei Virusgrippe)

Ademetionin	▶ **Gumbaral®**
Adenoscan®	Adenosin (Herzmittel, Diagnostikum)
Adenosin	▶ **Adenoscan®** ▶ **Adenosin Item®** ▶ **Adrekar®**
Adenosin Item®	Adenosin (Mittel bei Herzrhythmusstörungen, Diagnostikum)
Adiclair®	Nystatin (Mittel bei Pilzinfektionen)
Adocor®	Captopril (Mittel bei Bluthochdruck, Mittel bei Herzschwäche)
Adrekar®	Adenosin (Mittel bei Herzrhythmusstörungen)
Adrenalin ...®	Epinephrin (Blutdrucksteigerndes Mittel, Alpha- und Betasymphatikomimetikum)
Adrenalon	▶ **Stryphnasal®**
Adrenam®	Etilefrin (Blutdrucksteigerndes Mittel)
Adriblastin®	Doxorubicin (Mittel bei Krebserkrankungen)
Adrimedac®	Doxorubicin (Mittel bei Krebserkrankungen)
Adsorbonac®	Natriumchlorid (Mittel bei Hornhautödemen)
Adumbran®	Oxazepam (Beruhigungsmittel)
Advantan®	Methylprednisolon (Hautbehandlungsmittel, Kortisonpräparat)
Adversuten®	Prazosin (Mittel bei Bluthochdruck)
Aegrosan®	Dimeticon (Mittel bei Blähungen)
Aequamen®	Betahistin (Mittel bei Schwindel)
AERIUS®	Desloratadin (Mittel bei Allergien)

AeroBec N®	Beclometason (Mittel bei Asthma oder Rauchgas-inhalation, Kortisonpräparat)
Aerobin®	Theophyllin (Bronchienerweiterndes Mittel)
AERODIOL®	Estradiol (Mittel bei Östrogenmangelsymptomen)
Aerodur®	Terbutalin (Mittel bei obstruktiven Atemwegs-erkrankungen)
Aeromax®	Salmeterol (Mittel bei obstruktiven Atemwegs-erkrankungen)
Aescin	▶ **Opino N Gel®** ▶ **Opino biomo MR®** ▶ **Reparil-Dragees®**
Aethoxysklerol®	Polidocanol (Mittel zur Verödung von Krampfadern)
Afonilum®	Theophyllin (Bronchienerweiterndes Mittel)
Afpred forte®	Theophyllin (Bronchienerweiterndes Mittel)
Afpred-dexa®	Dexamethason (Kortisonpräparat bei Asthma)
Agapurin®	Pentoxyfyllin (Mittel bei Durchblutungsstörungen)
Agarol N®	Paraffin, dickflüssiges (Abführmittel)
Agaroletten®	Bisacodyl (Abführmittel)
Agenerase®	Amprenavir (HIV-Medikament)
Aggrastat®	Tirofiban (Thrombozytenfunktionshemmer)
Agiolax Pico®	Natriumpicosulfat (Abführmittel)
Agit depot®	Dihydroergotamin (Blutdrucksteigerndes Mittel, Migräne-mittel)

Agopton®	Lansoprazol (Mittel zur Unterdrückung der Magen-säuresekretion)
AH 3 N®	Hydroxyzin (Mittel bei Juckreiz)
AHP 200®	Oxaceprol (Mittel bei degenerativen Gelenk-erkrankungen)
Airol®	Tretinoin (Aknemittel)
Ajmalin	▶ **Gilurytmal®**
Akineton®	Biperiden (Parkinsonmittel, Gegengift für Nikotin und organ. Phosphorverbindungen)
Akne Cordes®	Erythromycin (Aknemittel)
Aknederm Ery®	Erythromycin (Aknemittel)
Aknederm Oxid®	Benzoylperoxid (Aknemittel)
Aknefug-EL®	Erythromycin (Aknemittel)
Aknefug-liquid®	Salicylsäure (Aknemittel)
Aknefug-oxid®	Benzoylperoxid (Aknemittel)
Aknemycin®	Erythromycin (Aknemittel)
Aknenormin®	Isotretinoin (Aknemittel)
AKNE-PUREN®	Minocyclin (Aknemittel)
Akneroxid®	Benzoylperoxid (Aknemittel)
Aknichthol®	Natriumbituminosulfonat, hell (Aknemittel)
Aknin-Mino®	Minocyclin (Aknemittel)
Aknosan®	Minocyclin (Aknemittel)
Akrinor®	Cafedrin + Theodrenalin (Blutdrucksteigerndes Mittel)

A

Aktiferrin®	Eisensulfat (Mittel bei Eisenmangel)
Aktren®	Ibuprofen (Rheumamittel, Schmerzmittel, Entzündungshemmendes Mittel, Fiebermittel)
Alanylglutamin	▶ **Dipeptamin®**
Albendazol	▶ **Eskazole®**
Albiotic®	Lincomycin (Lincosamid-Antibiotikum)
Albothyl®	Polycresulen (Mittel bei Entzündungen im vaginalen Bereich)
Albucid liquidum®	Sulfacetamid (Sulfonamid-Antibiotikum)
Albumin…®	Humanalbumin (Volumenersatzmittel, Mittel bei Albuminmangel)
Alclometason	▶ **Delonal®**
Alcuroniumchlorid	▶ **Alloferin®**
Aldactone 10 ml Lösung®	Kaliumcanrenoat (Aldosteronantagonist, Harntreibendes Mittel)
Aldactone®	Spironolacton (Aldosteronantagonist, Harntreibendes Mittel)
Aldara®	Imiquimod (Hautbehandlungsmittel)
Aldesleukin	▶ **Proleukin®**
Alemtuzumab	▶ **MabCampath®**
Alendronsäure	▶ **FOSAMAX®**
Alerg®	Cromoglicinsäure (Mittel bei Allergien)
Aleve®	Naproxen (Schmerzmittel, Fiebermittel)
Alexan®	Cytarabin (Mittel bei Krebserkrankungen)
Alfacalcidol	▶ **Bondiol®** ▶ **Doss®** ▶ **EinsAlpha®**

Alfacid®	Rifabutin (Mittel bei MAC-Infektionen bei AIDS-Patienten)
Alfamedin	Doxazosin (Prostatamittel)
Alfason®	Hydrocortison 17-butyrat (Kortisonpräparat bei Ekzemen)
Alfatradiol	▶ **Ell-Cranell alpha®** ▶ **Pantostin®**
Alfentanil	▶ **Rapifen®**
Alferm®	Prednisolon (Kortisonpräparat bei Hämorrhoiden)
Alfuzosin	▶ **Urion®** ▶ **UroXatral®**
Algalsidase alfa	▶ **Replagal®**
Algalsidase beta	▶ **Fabrazyme®**
Algeldrat	▶ **Aludrox®** ▶ **Anti-phosphat®**
Algesalona®	Etofenamat (Schmerzmittel, Rheumamittel)
Alginsäure	▶ **URGOsorb®**
Algoplaque®	Carmellose (Mittel bei chronischen Wunden)
Alimemazin	▶ **Repeltin®**
Alizaprid	▶ **Vergentan®**
Alkala T®	Natriumhydrogencarbonat (Mittel bei gastrointestinal bedingter metabolischer Azidose)
Alka-Seltzer®	Acetylsalicylsäure (Schmerzmittel, Fiebermittel)
Alkeran®	Melphalan (Mittel bei Krebserkrankungen)
Alkohol-Konzentrat Braun®	Ethanol (Alkohol als Infusionszusatz)
Allegro®	Frovatriptan (Migränemittel)
Allergo-COMOD®	Cromoglicinsäure (Augenheilmittel bei Allergien)
Allergocrom®	Cromoglicinsäure (Mittel bei Allergien)

Allergodil®	Azelastin (Mittel bei Allergien)
Allergoval®	Cromoglicinsäure (Mittel bei Nahrungsmittelallergie)
ALLO PUREN®	Allopurinol (Mittel bei erhöhter Harnsäure)
Allo®	Allopurinol (Mittel bei erhöhter Harnsäure)
Allobeta®	Allopurinol (Mittel bei erhöhter Harnsäure)
Allo-Efeka®	Allopurinol (Mittel bei erhöhter Harnsäure)
Alloferin®	Alcuroniumchlorid (Muskelentspannendes Mittel)
Allopurinol	▶ **Allo®** ▶ **Allobeta®** ▶ **Allo-Efeka®** ▶ **ALLO PUREN®** ▶ **Allopurinol...®** ▶ **Bleminol®** ▶ **Cellidrin®** ▶ **Dura AL®** ▶ **Epidropal®** ▶ **Foligan®** ▶ **Jenapurinol®** ▶ **Milurit®** ▶ **Remid®** ▶ **Uribenz®** ▶ **Uripurinol®** ▶ **Zyloric®**
Allopurinol...®	Allopurinol (Mittel bei erhöhter Harnsäure)
Alluval Natriumchlorid®	Natriumchlorid (Trägerlösung für i. v. Medikamente)
Allvoran®	Diclofenac (Mittel bei Entzündungen und Rheuma, Schmerzmittel)
Almasilat	▶ **Megalac-Almasilat®** ▶ **Simagel®**
Almirid®	Dihydroergocryptin (Parkinsonmittel)
Almogran®	Almotriptan (Migränemittel)

Almotriptan	▶ **Almogran®**
Alna®	Tamsulosin (Prostatamittel)
Alomide®	Lodoxamid (Mittel bei allergischer Konjunktivitis)
Alphaflam®	Alpha-Liponsäure (Mittel bei Polyneuropathie)
Alphagan®	Brimonidin (Mittel bei erhöhtem Augeninnendruck)
Alpha-Lipogamma®	Alpha-Liponsäure (Mittel bei Polyneuropathie)
Alpha-Lipon…®	Alpha-Liponsäure (Mittel bei Polyneuropathie)
Alpha-Liponsäure	▶ **Alphaflam®** ▶ **Alpha-Lipogamma®** ▶ **Alpha-Lipon…®** ▶ **Alpha-Vibolex®** ▶ **Azulipont®** ▶ **Biomo-Lipon®** ▶ **Duralipon®** ▶ **Espa-lipon®** ▶ **Fenint®** ▶ **Juthiac®** ▶ **Liponsäure ratiopharm®** ▶ **Neurium®** ▶ **Pleomix-Alpha®** ▶ **Thioctacid®** ▶ **Thiogamma®** ▶ **Tromlipon®** ▶ **Verlalipon®**
Alpha-Tocopherolacetat	▶ **Antioxidans E-Hevert®** ▶ **BIOSAN E®** ▶ **Detulin®** ▶ **Embial®** ▶ **E-Vicotrat®** ▶ **Evion®** ▶ **E-Vitamin-ratiopharm®** ▶ **Sanavitan S®** ▶ **Vibolex E®** ▶ **Vitagutt Vitamin E®** ▶ **Vitamin-E-300®** ▶ **Vitamin-E-mp®**
Alpha-Vibolex®	Alpha-Liponsäure (Mittel bei Polyneuropathie)

Alprazolam	▶ **Alprazolam ...®** ▶ **Cassadan®** ▶ **Tafil®** ▶ **Xanax®**
Alprazolam ...®	Alprazolam (Beruhigungsmittel)
Alprostadil	▶ **CAVERJECT®** ▶ **Minprog®** ▶ **Prostavasin®** ▶ **VIRIDAL®**
Alrheumun®	Ketoprofen (Schmerzmittel, Rheumamittel)
Alsol Creme®	Aluminiumacetattartrat (Wundbehandlungsmittel)
Alsol Lösung 50 %®	Aluminiumacetattartrat (Hautbehandlungsmittel)
Alteplase	▶ **Actilyse®**
Aludrox®	Algeldrat (Magensäurebindendes Mittel)
Aluminiumdiacetat	▶ **Lenicet®** ▶ **Peru-Lenicet®**
Aluminiumacetattartrat	▶ **Alsol Creme®** ▶ **Alsol Lösung 50 %®** ▶ **Aluminiumacetat-Tartrat Lösung DAB®** ▶ **Essitol®**
Aluminiumacetat-Tartrat Lösung DAB®	Aluminiumacetattartrat (Mittel bei Prellungen und Verstauchungen)
Aluminiumchlorid	▶ **Gargarisma®** ▶ **Mallebrin Konzentrat®**
Aluminiumchloridhydroxidkomplex	▶ **Phosphonorm®**
Aluminiumformiat	▶ **Dynexan Zahnfleischtropfen®**
Aluminiumnatriumcarbonatdihydroxid	▶ **Kompensan®**
Aluminiumoxid	▶ **Brasivil®**
Aluminiumphosphat	▶ **Phosphalugel®**
Alupent®	Orciprenalin (Mittel bei Herzrhythmusstörungen, Asthmamittel)

Amadol®	Tramadol (Schmerzmittel)
Aman®	Amantadin (Parkinsonmittel, Mittel bei Virusgrippe)
Amanta®	Amantadin (Parkinsonmittel, Mittel bei Virusgrippe)
Amantadin	▶ **Adekin®** ▶ **Aman®** ▶ **Amanta®** ▶ **Amantadin ...®** ▶ **Amantagamma®** ▶ **Amanta-HCL-AZU®** ▶ **Amanta-Sulfat-AZU®** ▶ **Amixx®** ▶ **a.m.t.®** ▶ **InfectoFlu®** ▶ **Infex®** ▶ **PK-Merz®** ▶ **tregor®**
Amantadin ...®	Amantadin (Parkinsonmittel, Mittel bei Virusgrippe)
Amantagamma®	Amantadin (Parkinsonmittel)
Amanta-HCL-AZU®	Amantadin (Parkinsonmittel)
Amanta-Sulfat-AZU®	Amantadin (Parkinsonmittel, Mittel bei Virusgrippe)
Amaryl®	Glimepirid (Blutzuckersenkendes Mittel)
Ambacamp®	Bacampicillin (Breitbandpenicillin)
Ambe 12®	Cyanocobalamin (Vitamin B 12)
Ambene®	Phenylbutazon (Schmerzmittel, Rheumamittel)
AmBisome®	Amphotericin B (Mittel bei Pilzinfektionen, Peptid-Antibiotikum)
Ambril®	Ambroxol (Schleimlösendes Mittel)
Ambro®	Ambroxol (Schleimlösendes Mittel)

A

Ambrobeta®	Ambroxol (Schleimlösendes Mittel)
Ambrodoc®	Ambroxol (Schleimlösendes Mittel)
Ambro-Hemopharm®	Ambroxol (Schleimlösendes Mittel)
Ambrohexal®	Ambroxol (Schleimlösendes Mittel)
AMBROinfant®	Ambroxol (Schleimlösendes Mittel)
Ambrolös®	Ambroxol (Schleimlösendes Mittel)
Ambropp®	Ambroxol (Schleimlösendes Mittel)
AMBRO-PUREN®	Ambroxol (Schleimlösendes Mittel)
Ambroxol	▶ **Ambril®** ▶ **Ambro®** ▶ **Ambrobeta®** ▶ **Ambrodoc®** ▶ **Ambro-Hemopharm®** ▶ **Ambrohexal®** ▶ **AMBROinfant®** ▶ **Ambrolös®** ▶ **Ambropp®** ▶ **AMBRO-PUREN®** ▶ **Ambroxol...®** ▶ **Bronchopront®** ▶ **Bronchowern®** ▶ **Duramucal®** ▶ **Expit®** ▶ **Frenopect®** ▶ **Frubizin akut®** ▶ **Larylin Husten Löser®** ▶ **Lindoxyl®** ▶ **Muco-Aspecton®** ▶ **Mucobroxol®** ▶ **Mucophlogat®** ▶ **Mucosolvan®** ▶ **Neo-bronchol®** ▶ **Pädiamuc®** ▶ **Sigabroxol®** ▶ **Stas-HUSTENLÖSER®** ▶ **Tuss-Hustenlöser®**

Ambroxol...®	Ambroxol (Schleimlösendes Mittel)
Amciderm®	Amcinonid (Hautbehandlungsmittel, Kortison-präparat)
Amcinonid	▶ **Amciderm®**
AMC-PUREN®	Amoxicillin (Breitbandpenicillin)
Ametycine®	Mitomycin (Mittel bei Krebserkrankungen)
Ameziniummetilsulfat	▶ **Regulton®** ▶ **Supratonin®**
Amfetaminil	▶ **AN 1®**
Amidotrizoesäure	▶ **Gastrografin®** ▶ **Gastrolux®** ▶ **Peritrast®** ▶ **Urolux retro®** ▶ **Urovison R®**
Amifostin	▶ **Ethyol®**
Amikacin	▶ **Amikacin...®** ▶ **Biklin®**
Amikacin...®	Amikacin (Aminoglykosid-Antibiotikum)
Amilocomp®	Amilorid + Hydrochlorothiazid (Harntreibendes Mittel, Mittel bei Bluthochdruck)
Amilomer	▶ **Spherex®**
Amiloretik®	Amilorid + Hydrochlorothiazid (Harntreibendes Mittel, Mittel bei Bluthochdruck)
Amilorid + Hydrochlorothiazid	▶ **Amilocomp®** ▶ **Amiloretik®** ▶ **Amilorid comp.®** ▶ **Amilorid/HCT®** ▶ **Amilozid®** ▶ **Aquaretic®** ▶ **Diursan®** ▶ **Durarese®** ▶ **Moduretik®**
Amilorid comp.®	Amilorid + Hydrochlorothiazid (Harntreibendes Mittel, Mittel bei Bluthochdruck)

A

Amilorid/HCT®	Amilorid + Hydrochlorothiazid (Harntreibendes Mittel, Mittel bei Bluthochdruck)
Amilozid®	Amilorid + Hydrochlorothiazid (Harntreibendes Mittel, Mittel bei Bluthochdruck)
Amindan®	Selegilin (Parkinsonmittel)
Amineurin®	Amitryptilin (Mittel bei Depressionen)
Aminobenzoesäure	▶ **Potaba-Glenwood®**
Aminoglutetemid	▶ **Orimeten®**
Aminomethylbenzoesäure	▶ **Gumbix®** ▶ **Pamba®**
Aminopan®	Somatorelin (Mittel zur Blutstillung, Hypothalamus-Hormon)
Aminophyllin	▶ **Aminophyllin…®** ▶ **Phyllotemp®** ▶ **Theophyllin-EDA-ratiopharm®**
Aminophyllin…®	Aminophyllin (Bronchienerweiterndes Mittel)
Aminosalicylsäure	▶ **Pas-Fatol N®**
Amiod®	Amiodaron (Mittel bei Herzrhythmusstörungen)
Amiodarex®	Amiodaron (Mittel bei Herzrhythmusstörungen)
Amiodaron	▶ **Amiod®** ▶ **Amiodarex®** ▶ **Amiodaron…®** ▶ **Amiodura®** ▶ **Amiogamma®** ▶ **Amiohexal®** ▶ **Cordarex®** ▶ **Cornaron®** ▶ **Tachydaron®**
Amiodaron…®	Amiodaron (Mittel bei Herzrhythmusstörungen)
Amiodura®	Amiodaron (Mittel bei Herzrhythmusstörungen)
Amiogamma®	Amiodaron (Mittel bei Herzrhythmusstörungen)

Amiohexal®	Amiodaron (Mittel bei Herzrhythmusstörungen)
Amioxid-neuraxpharm®	Amitryptilinoxid (Mittel bei Depressionen)
Amisulprid	▶ **Solian®**
Amitryptilin	▶ **Amineurin®** ▶ **Amitryptilin...®** ▶ **Novoprotect®** ▶ **Saroten®**
Amitryptilin...®	Amitryptilin (Mittel bei Depressionen)
Amitryptilinoxid	▶ **Amioxid-neuraxpharm®** ▶ **Equilibrin®**
Amixx®	Amantadin (Parkinsonmittel)
Amlodipin	▶ **Norvasc®**
Ammoniumbituminosul- fonat	▶ **Ichtholan®** ▶ **Ichtholan-Spezial®** ▶ **Thiobitum®**
Ammoniumbituminosul- fonat, hell	▶ **Ichtho-Bad®**
Ammoniumchlorid	▶ **Extin N®**
Ammonkaps®	Natriumphenylbutyrat (Mittel bei Störungen im Harnstoffzyklus)
Amoclav®	Amoxicillin + Clavulansäure (Breitbandpenicillin + Betalactamase- hemmer)
Amorolfin	▶ **Loceryl®**
Amoxi...®	Amoxicillin (Breitbandpenicillin)
Amoxi HP®	Amoxicillin (Breitbandpenicillin)
Amoxibeta®	Amoxicillin (Breitbandpenicillin)
Amoxicillin	▶ **AMC-PUREN®** ▶ **Amoxi...®** ▶ **Amoxibeta®** ▶ **Amoxicillin...®** ▶ **Amoxi-Diolan®** ▶ **Amoxidoc®** ▶ **Amoxi-Hefa®** ▶ **Amoxihexal®**

	▶ **Amoxi HP®** ▶ **AMOXI-infant®** ▶ **Amoxillat®** ▶ **Amoximerck®** ▶ **AMOXI-PUREN®** ▶ **Amoxi-Tablinen®** ▶ **Amoxi-Wolff®** ▶ **Amoxypen®** ▶ **Espa-moxin®** ▶ **Flui-Amoxicillin®** ▶ **Infectomox®** ▶ **Jutamox®** ▶ **Phamoxi®** ▶ **Sigamopen®**
Amoxicillin…®	Amoxicillin (Breitbandpenicillin)
Amoxicillin ratiopharm comp®	Amoxicillin + Clavulansäure (Breitbandpenicillin + Betalactamase-hemmer)
Amoxicillin + Clavulan-säure	▶ **Amoclav®** ▶ **Amoxicillin ratiopharm comp®** ▶ **AMOXICLAV BASICS®** ▶ **Amoxi-Clavulan…®** ▶ **Amoxiclav von ct®** ▶ **Amoxidura plus®** ▶ **Amoxillat-Clav®** ▶ **Augmentan®**
AMOXICLAV BASICS®	Amoxicillin + Clavulansäure (Breitbandpenicillin + Betalactamase-hemmer)
Amoxiclav von ct®	Amoxicillin + Clavulansäure (Breitbandpenicillin + Betalactamase-hemmer)
Amoxi-Clavulan…®	Amoxicillin + Clavulansäure (Breitbandpenicillin + Betalactamase-hemmer)
Amoxi-Diolan®	Amoxicillin (Breitbandpenicillin)
Amoxidoc®	Amoxicillin (Breitbandpenicillin)
Amoxidura plus®	Amoxicillin + Clavulansäure (Breitbandpenicillin + Betalactamase-hemmer)

Amoxi-Hefa®	Amoxicillin (Breitbandpenicillin)
Amoxihexal®	Amoxicillin (Breitbandpenicillin)
AMOXI-infant®	Amoxicillin (Breitbandpenicillin)
Amoxillat®	Amoxicillin (Breitbandpenicillin)
Amoxillat-Clav®	Amoxicillin + Clavulansäure (Breitbandpenicillin + Betalactamase-hemmer)
Amoximerck®	Amoxicillin (Breitbandpenicillin)
AMOXI-PUREN®	Amoxicillin (Breitbandpenicillin)
Amoxi-Tablinen®	Amoxicillin (Breitbandpenicillin)
Amoxi-Wolff®	Amoxicillin (Breitbandpenicillin)
Amoxypen®	Amoxicillin (Breitbandpenicillin)
Ampho-Moronal®	Amphotericin B (Mittel bei Pilzinfektionen, Peptid-Antibiotikum)
Amphotericin B	▶ **AmBisome®** ▶ **Ampho-Moronal®** ▶ **Amphothericin B Pulver®**
Amphothericin B Pulver®	Amphotericin B (Mittel bei Pilzinfektionen, Peptid-Antibiotikum)
Ampicillin	▶ **Ampicillin...®** ▶ **Binotal®**
Ampicillin...®	Ampicillin (Breitbandpenicillin)
Ampicillin + Sulbactam	▶ **Unacid®**
Amprenavir	▶ **Agenerase®**
Amsacrin	▶ **Amsidyl®**
Amsidyl®	Amsacrin (Mittel bei Krebserkrankungen)
a.m.t.®	Amantadin (Parkinsonmittel, Mittel bei Virusgrippe)

A

Amykon®	Miconazol (Mittel bei Hautpilz)
AN 1®	Amfetaminil (Anregendes Mittel)
Anaesthesin®	Benzocain (Mittel zur örtlichen Betäubung)
Anaesthesulf-Lotio®	Polidocanol (Mittel bei Juckreiz, Windpocken,...)
Anafranil®	Clomipramin (Mittel bei Depressionen)
Anakinra	▶ **Kineret**
Analgin®	Metamizol (Schmerzmittel, Fiebermittel)
Anastil®	Guajacol (Mittel bei Bronchitis, Pneumonie)
Anastrozol	▶ **Arimidex**
ANCID®	Hydrotalcit (Magensäurebindendes Mittel)
Ancotil®	Flucytosin (Mittel bei Pilzinfektionen)
Andriol®	Testosteron (Mittel zur Testosteronsubstitution)
Androcur®	Cyproteron (Antiandrogen)
Androderm®	Testosteron (Mittel zur Testosteronsubstitution)
Androtop®	Testosteron (Mittel zur Testosteronsubstitution)
Anemet®	Dolasetron (Mittel zur Vorbeugung von Übelkeit und Erbrechen bei Chemotherapie)
Aneurin AS®	Thiamin (Vitamin B 1)
Anexate®	Flumazenil (Benzodiazepinantagonist)
Angass®	Bismutaluminat (Magen-Darm-Mittel)
Angionorm®	Dihydroergotamin (Blutdrucksteigerndes Mittel, Migränemittel)
Aniflazym®	Serrapeptase (Entzündungshemmendes Mittel)

Anistreplase	▶ **Eminase**
Antabus®	Disulfiram (Alkoholentwöhnungsmittel)
Antagonil®	Nicardipin (Mittel bei Bluthochdruck, Mittel bei Erkrankung der Herzkranzgefäße)
Antelepsin®	Clonazepam (Mittel bei Epilepsie)
Antepan®	Protirelin (Diagnosehilfsmittel für TRH-Test)
Anticholium®	Physostigmin (Gegengift für Amphetamine, tricycl. Antidepressiva, Phenothiazine, Benzodiazepine, Antihistaminika)
Antidotum Thallii-Heyl®	Eisenhexacyanoferrat (Gegengift für Thallium)
Antifungol®	Clotrimazol (Mittel bei Pilzinfektionen)
Antihydral®	Methenamin (Mittel bei starker Schweißabsonderung)
Anti-Kalium Granulat®	Polystyroldivinylbenzolsulfonsäure (Mittel bei erhöhtem Kalium)
Antikataraktikum N®	Uridinmonophosphat (Mittel bei grauem Star)
Antioxidans E-Hevert®	Alpha-Tocopherolacetat (Vitamin E)
Antiparkin®	Selegilin (Parkinsonmittel)
Anti-phosphat®	Algeldrat (Phosphatbinder)
Antiscabiosum®	Benzylbenzoat (Mittel bei Krätze)
Antithrombin III	▶ **Antithrombin III Grifols®** ▶ **Atenativ®** ▶ **AT III®** ▶ **Kybernin HS®**
Antithrombin III Grifols®	Antithrombin III (Proteinasenhemmer)
Antitussivum Bürger®	Codein (Hustenstillendes Mittel)
Antodox®	Doxycyclin (Tetrazyklin-Antibiotikum)

A

Antra®	Omeprazol (Mittel zur Unterdrückung der Magensäuresekretion)
Anvitoff®	Tranexamsäure (Mittel bei gesteigerter Fibrinolyse)
Anxnut®	Buspiron (Angstlösendes Mittel)
Aparsonin®	Bromhexin (Schleimlösendes Mittel)
Apimid®	Flutamid (Mittel bei Krebserkrankungen)
APO-go®	Apomorphin (Parkinsonmittel)
Apomorphin	▶ **APO-go®** ▶ **Apomorphin...®** ▶ **Ixense®** ▶ **Uprima®**
Apomorphin...®	Apomorphin (Brechreizerzeugendes Mittel)
Aponal®	Doxepin (Mittel bei Depressionen)
Apraclonidin	▶ **Iopidine®**
Aprical®	Nifedipin (Mittel bei Bluthochdruck, Mittel bei Erkrankung der Herzkranzgefäße)
Aprotinin	▶ **Trasylol®**
Aprovel®	Ibesartan (Mittel bei Bluthochdruck)
Apsomol®	Salbutamol (Bronchienerweiterndes Mittel)
Aquamycetin-N®	Chloramphenicol (Antibiotikum)
Aquaphor®	Xipamid (Harntreibendes Mittel)
Aquareduct®	Spironolacton (Harntreibendes Mittel, Aldosteronantagonist)
Aquaretic®	Amilorid + Hydrochlorothiazid (Harntreibendes Mittel, Mittel bei Bluthochdruck)
Aquo Cytobion®	Hydroxocobalamin (Vitamin B 12)

Aquo-trinitrosan®	Glyceroltrinitrat (Mittel bei Erkrankung der Herzkranzgefäße)
ARA-cell®	Cytarabin (Mittel bei Krebserkrankungen)
Aranesp®	Darbepoetin alfa (Mittel bei Blutarmut)
Arava®	Leflunomid (Rheumamittel)
Arbid®	Diphenylpyralin (Schnupfenmittel)
Arcasin®	Phenoxymethylpenicillin (Oralpenicillin)
Ardeyceryl®	Pyritinol (Mittel bei Gehirnleistungsstörungen)
Ardeydorm®	Tryptophan (Schlafmittel)
Ardeytropin®	Tryptophan (Mittel bei Depressionen, Schlafmittel)
Aredia®	Pamidronsäure (Kalziumstoffwechselregulator)
Arelix®	Piretanid (Harntreibendes Mittel)
Arginin	▶ **L-Arginin-Hydrochlorid...®** ▶ **1 M-L- Argininhydrochlorid-Lösung...®**
Argininaspartat	▶ **Eubiol®**
Argun®	Lonazolac (Schmerzmittel, Rheumamittel)
Aricept®	Donepezil (Mittel bei Alzheimer-Demenz)
Arimidex®	Anastrozol (Mittel bei Brustkrebs)
Arlin®	Metronidazol (Antibiotikum)
Arminol®	Sulpirid (Mittel bei psychischen Erkrankungen, Mittel bei Schwindel)
Aromasin®	Exemestan (Mittel bei Krebserkrankungen)

A

Arpha Hustensirup®	Dextromethorphan (Hustenstillendes Mittel)
Artane®	Trihexyphenidyl (Parkinsonmittel)
Artelac®	Hypromellose (Augenheilmittel, Tränenersatz)
Arteoptic®	Carteolol (Mittel bei erhöhtem Augeninnendruck)
Arterenol®	Norepinephrin (Blutdrucksteigerndes Mittel, Alpha-Sympathomimetikum)
Arthrease®	Hyaluronsäure (Gelenkbehandlungsmittel)
Articain	▶ **Ultracain®**
Artocoron®	Naftidrofuryl (Mittel bei Durchblutungsstörungen)
Arubendol®	Terbutalin (Bronchienerweiterndes Mittel)
Aruclonin®	Clonidin (Mittel bei erhöhtem Augeninnendruck)
Arufil Gel C®	Carbomer (Augenheilmittel, Tränenersatz)
Arufil/– uno®	Povidon (Augenheilmittel, Tränenersatz)
Arutimol®	Timolol (Mittel bei erhöhtem Augeninnendruck)
Arutrin®	Triamcinolonacetonid (Hautbehandlungsmittel, Kortisonpräparat)
Asacolitin®	Mesalazin (Mittel bei Colitis ulcerosa)
Ascorbinsäure	▶ **Ascorell®** ▶ **Ascorvit®** ▶ **Cebion®** ▶ **Hermes Cevitt®** ▶ **SYNUM C®** ▶ **Vagi-C®** ▶ **Vitamin C…®**
Ascorell®	Ascorbinsäure (Vitamin C)
Ascorvit®	Ascorbinsäure (Vitamin C)

A

Ascotop®	Zolmitriptan (Migränemittel)
Asparaginase	▶ **Asparaginase®** ▶ **Erwinase®**
Asparaginase®	Asparaginase (Chemotherapeutikum)
Aspectonetten®	Gypsophila-Saponin (Schleimförderndes Mittel)
Aspirin®	Acetylsalicylsäure (Schmerzmittel, Fiebermittel)
Aspirin-direkt®	Acetylsalicylsäure (Schmerzmittel, Fiebermittel)
Aspirin-Migräne®	Acetylsalicylsäure (Migränemittel)
Aspirin-N®	Acetylsalicylsäure (Thrombozytenfunktionshemmer)
Aspirin-protect®	Acetylsalicylsäure (Thrombozytenfunktionshemmer)
Aspisol®	DL-Lysinmono/-acetylsalicylat (Rheumamittel, Schmerzmittel, Fiebermittel, Thrombozytenfunktionshemmer)
Aspro®	Acetylsalicylsäure (Schmerzmittel)
ASS…®	Acetylsalicylsäure (Schmerzmittel, Fiebermittel, Thrombozytenfunktionshemmer)
Asthmaprotect®	Terbutalin (Bronchienerweiterndes Mittel)
Astronin H®	Fludrocortison (Blutdrucksteigerndes Mittel, Kortisonpräparat)
AT III®	Antithrombin III (Proteinasenhemmer)
A.T. 10®	Dihydrotachysterol (Kalziumstoffwechselregulator)
Atacand®	Candesartan (Mittel bei Bluthochdruck)
Atarax®	Hydroxyzin (Juckreizstillendes Mittel, Beruhigungsmittel)

Ate®	Atenolol (Mittel bei Bluthochdruck, Herz-Kreislauf-Mittel)
Atebeta®	Atenolol (Mittel bei Bluthochdruck, Herz-Kreislauf-Mittel)
Ate-Lich®	Atenolol (Mittel bei Bluthochdruck, Herz-Kreislauf-Mittel)
Atemur®	Fluticason (Asthmamittel, Kortisonpräparat)
Atenativ®	Antithrombin III (Proteinasenhemmer)
Atendol®	Atenolol (Mittel bei Bluthochdruck, Herz-Kreislauf-Mittel)
Atenogamma®	Atenolol (Mittel bei Bluthochdruck, Herz-Kreislauf-Mittel)
Ateno-ISIS®	Atenolol (Mittel bei Bluthochdruck, Herz-Kreislauf-Mittel)
Atenolol	▶ **Ate®** ▶ **Atebeta®** ▶ **Ate-Lich®** ▶ **Atendol®** ▶ **Atenogamma®** ▶ **Ateno-ISIS®** ▶ **Atenolol...®** ▶ **Blocotenol®** ▶ **Cuxanorm®** ▶ **Duratenol®** ▶ **Evitocor®** ▶ **Falitonsin®** ▶ **Jenatenol®** ▶ **Juvental®** ▶ **Tenormin®**
Atenolol...®	Atenolol (Mittel bei Bluthochdruck, Herz-Kreislauf-Mittel)
Atenos®	Tulobuterol (Bronchienerweiterndes Mittel)
Atorvastin	▶ **Sortis®**

Atosiban	▶ **Tractocile®**
Atosil®	Promethazin (Mittel bei Allergien, Unruhezuständen, Mittel bei Übelkeit und Erbrechen)
Atovaquon	▶ **Wellvone®**
Atracurium...®	Atracuriumbesilat (Muskelentspannendes Mittel)
Atracuriumbesilat	▶ **Atracurium...®** ▶ **Tracrium®**
Atropin	▶ **Atropin...®** ▶ **Atropinol®** ▶ **Atropinum sulfuricum®** ▶ **Dysurgal®**
Atropin...®	Atropin (Anticholinergikum, Pupillenerweiterndes Mittel, Krampflösendes Mittel, Gegengift für Insektizide)
Atropinol®	Atropin (Pupillenerweiterndes Mittel)
Atropinum sulfuricum®	Atropin (Anticholinergikum, Krampflösendes Mittel, Gegengift für Insektizide)
Atrovent®	Ipratropiumbromid (Asthmamittel)
Atse®	Acetylcystein (Schleimlösendes Mittel)
Audax®	Cholinsalicylat (Mittel bei Ohrenschmerzen)
Augmentan®	Amoxicillin + Clavulansäure (Breitbandpenicillin+Betalactamasehemmer)
Auranofin	▶ **Ridaura®**
Aureomycin®	Chlortetracyclin (Tetrazyklin-Antibiotikum)
Aurorix®	Moclobemid (Mittel bei psychischen Erkrankungen)
Auxilloson®	Dexamethason (Mittel bei Rauchgasvergiftung, Kortisonpräparat)
Avalox®	Moxifloxazin (Antibiotikum)

Avandia®	Rosiglitazon (Blutzuckersenkendes Mittel)
Avigilen®	Piracetam (Mittel bei Gehirnleistungsstörungen)
AVONEX®	Interferon beta-1a (Multiple-Sklerose-Medikament)
Azactam®	Aztreonam (Beta-Lactam-Antibiotikum)
Azafalk®	Azathioprin (Mittel zur Unterdrückung der Immunreaktion)
Azamedak®	Azathioprin (Mittel zur Unterdrückung der Immunreaktion)
Azathiodura®	Azathioprin (Mittel zur Unterdrückung der Immunreaktion)
Azathioprin	▶ **Azafalk®** ▶ **Azamedak®** ▶ **Azathiodura®** ▶ **Azathioprin...®** ▶ **Colinsan®** ▶ **Imurek®** ▶ **Zytrim®**
Azathioprin...®	Azathioprin (Mittel zur Unterdrückung der Immunreaktion)
Azelainsäure	▶ **Skinoren®**
Azelastin	▶ **Allergodil®** ▶ **Loxin®**
Azidamfenicol	▶ **Berlicetin®** ▶ **Posifenicol®** ▶ **Thilocantol®**
Azidocillin	▶ **Infectobicillin®**
Azithromecin	▶ **Ultreon®** ▶ **Zithromax®**
AZOPT®	Brinzolamid (Mittel bei erhöhtem Augeninnendruck)
Aztreonam	▶ **Azactam**
Azubronchin®	Acetylcystein (Schleimlösendes Mittel)

Azucalcit®	Calcitonin (Kalziumstoffwechselregulator, Osteo-porosemittel)
Azucimet®	Cimetidin (Mittel zur Unterdrückung der Magen-säuresekretion)
Azudoxat®	Doxycyclin (Tetrazyklin-Antibiotikum)
Azufibrat®	Bezafibrat (Blutfettsenkendes Mittel)
Azuglucon®	Glibenclamid (Blutzuckersenkendes Mittel)
Azulfidine®	Sulfasalazin (Magen-Darm-Mittel)
Azulipont®	Alpha-Liponsäure (Mittel bei Polyneuropathie)
Azumetop®	Metoprolol (Migränemittel, Herz-Kreislauf-Mittel, Mittel bei Bluthochdruck)
Azunaftil®	Naftidrofuryl (Mittel bei Durchblutungsstörungen)
Azupamil®	Verapamil (Mittel bei Bluthochdruck, Mittel bei Erkrankung der Herzkranzgefäße, Mittel bei Herzrhythmusstörungen)
Azupentat®	Pentoxyfyllin (Mittel bei Durchblutungsstörungen)
Azuperamid®	Loperamid (Mittel bei Durchfall)
Azuprostat®	Beta-Sitosterin (Prostatamittel)
Azuranit®	Ranitidin (Mittel zur Unterdrückung der Magen-säuresekretion)
Azutranquil®	Oxazepam (Beruhigungsmittel)
Azutrimazol®	Clotrimazol (Mittel bei Pilzinfektionen)

B

B

B1...®	Thiaminnitrat (Vitamin B 1)
B12...®	Cyanocobalamin/Hydroxocobalamin (Vitamin B 12)
B2...®	Riboflavin (Vitamin B2)
B6...®	Pyridoxin (Vitamin B 6)
Bacampicillin	▶ **Ambacamp®**
Baclofen	▶ **Baclofen...®** ▶ **LEBIC®** ▶ **Lioresal®**
Baclofen...®	Baclofen (Muskelentspannendes Mittel)
Bactigras®Chlorhexidin-Gazeverband	Chlorhexidin (Wundbehandlungsmittel)
Bactoreduct®	Trimethoprim + Sulfamethoxazol (Sulfonamid-Antibiotikum)
Bactracid®	Norfloxacin (Antibiotikum)
BALISA®	Harnstoff (Hautbehandlungsmittel)
Balkis®	Xylometazolin (Schnupfenmittel)
Bambec®	Bambuterol (Bronchienerweiterndes Mittel)
Bambuterol	▶ **Bambec®**
Bamethan	▶ **Emasex A®**
Bamipin	▶ **Solventol Gel®**
Baran®	Zinkoxid (Wundbehandlungsmittel)
BARAZAN®	Norfloxacin (Antibiotikum)
Barilux®	Bariumsulfat (Röntgenkontrastmittel)

Bariumsulfat	▶ **Barilux®** ▶ **Micropaque®** ▶ **Microtrast®**
Basilliximab	▶ **Simulect®**
Basocef®	Cefazolin (Cefalosporin-Antibiotikum)
Basocin®	Clindamycin (Lincosamid-Antibiotikum)
Basodexan®	Harnstoff (Hautbehandlungsmittel)
Bastil-Mag®	Magnesiumhydrogenaspartat (Mittel bei Magnesiummangel)
Bastiverit®	Glibenclamid (Blutzuckersenkendes Mittel)
Batrafen®	Ciclopirox (Mittel bei Pilzinfektionen)
Baycillin mega®	Propicillin (Oralpenicillin)
Baymycard®	Nisoldipin (Mittel bei Bluthochdruck, Mittel bei Erkrankung der Herzkranzgefäße)
Bayotensin®	Nitrendipin (Mittel bei Bluthochdruck)
Baypen®	Mezlocillin (Breitbandpenicillin)
Becaplermin	▶ **REGRANEX®**
Beclo Siozwo®	Beclometason (Mittel bei allergischem Schnupfen, Kortisonpräparat)
Beclohexal®	Beclometason (Mittel bei Asthma, Kortisonpräparat)
Beclomet®	Beclometason (Mittel bei allergischem Schnupfen, Kortisonpräparat)
Beclometason	▶ **AeroBec N®** ▶ **Beclohexal®** ▶ **Beclomet®** ▶ **Beclo Siozwo®** ▶ **Beconase®** ▶ **Bronchocort®** ▶ **Cyclocaps Beclomethason®** ▶ **Junik®**

B

	▶ **RatioAllerg®Heuschnupfenspray** ▶ **Rhinivict®** ▶ **Sanasthmax®** ▶ **Sanasthmyl®** ▶ **Ventolair®**
Beconase®	Beclometason (Mittel bei allergischem Schnupfen, Kortisonpräparat)
Befribrat®	Bezafibrat (Blutfettsenkendes Mittel)
Bekunis®	Bisacodyl (Abführmittel)
Beloc®	Metoprolol (Herz-Kreislaufmittel, Betablocker)
BEMON®	Betametason (Hautbehandlungsmittel, Kortisonpräparat)
Benadryl®	Diphenhydramin (Hustenstillendes Mittel)
Benalapril®	Enalapril (Mittel bei Bluthochdruck, Mittel bei Herzschwäche)
Benazepril	▶ **Cibacen®**
Bencyclan	▶ **Fludilat®**
Bendamustin	▶ **Ribomustin®**
BeneFIX®	Nonacog alfa (Mittel bei Blutungen)
Benfotiamin	▶ **Milgamma mono®**
Benosid®	Budenosid (Mittel bei Asthma, Kortisonpräparat)
Benoxinat®	Oxybuprocain (Mittel zur örtlichen Betäubung am Auge)
Benperidol	▶ **Benperidol…®** ▶ **Glianimon®**
Benperidol…®	Benperidol (Mittel bei psychischen Erkrankungen)
Benproperin	▶ **Tussafug**
Ben-u-ron®	Paracetamol (Schmerzmittel, Fiebermittel)
Benzaknen®	Benzoylperoxid (Aknemittel)

B

Benzbromaron	▶ **Benzbromaron...®**
Benzbromaron...®	Benzbromaron (Mittel zur Förderung der Harnsäure-ausscheidung)
Benzocain	▶ **Anaesthesin®** ▶ **Labocane Anti-Juckreiz-Salbe®** ▶ **Sucutin N®** ▶ **Zahnerol N®**
Benzoderm myco®	Clotrimazol (Mittel bei Pilzinfektionen)
Benzoylperoxid	▶ **Aknederm Oxid®** ▶ **Aknefug-oxid®** ▶ **Akneroxid®** ▶ **Benzaknen®** ▶ **Benzoyt®** ▶ **Benzperox®** ▶ **Brevoxyl®** ▶ **Cordes BPO®** ▶ **Dercome CLEAR®** ▶ **Klinoxid®** ▶ **Marduk®** ▶ **PanOxyl®** ▶ **Sanoxit®**
Benzoyt®	Benzoylperoxid (Aknemittel)
Benzperox®	Benzoylperoxid (Aknemittel)
Benzydamin	▶ **Tantum®**
Benzylalkohol	▶ **Gelipur®**
Benzylbenzoat	▶ **Acaril®** ▶ **Acarosan®** ▶ **Mittel bei Krätze®**
Benzylnicotinat	▶ **Leukona-Aktiv-Rheumabad®** ▶ **Pernionin®** ▶ **Pykaryl T®** ▶ **Rubriment®**
Benzylpenicillin	▶ **Penicillin G®** ▶ **Penicillin Grünenthal®**
Benzylpenicillin-Benzathin	▶ **Pendysin®** ▶ **Tardocillin®**
Benzylpenicillin-Procain	▶ **Jenacillin®A/O 2 Mega I.E.**

B

Bepanthen®	Dexpanthenol (Wundbehandlungsmittel, Magen-Darm-Mittel, Augenheilmittel)
Berberil® Dry Eye/-EDO®	Hypromellose (Augenheilmittel, Künstliche Tränen)
Berberil® N/-EDO®	Tetryzolin (Mittel bei Augenreizungen)
Beriate P®	Blutgerinnungsfaktor VIII vom Menschen (Mittel bei Faktor VIII Mangel, Hämophilie A)
Beriglobin®	Immunglobulin, human (Mittel zur Vorbeugung und Behandlung von Infektionen)
Berinert P®	C1-Esterasehemmer (Mittel bei hereditärem Angioödem)
Berinin HS®	Blutgerinnungsfaktor IX (Mittel bei Faktor IX Mangel, Hämophilie B)
Berlicetin®	Azidamfenicol (Augenheilmittel, Antibiotikum)
Berlicort®	Triamcinolon (Kortisonpräparat)
Berlinsulin H Basal®	Insulin Isophan (Blutzuckersenkendes Mittel)
Berlinsulin H Normal®	Insulin human (Blutzuckersenkendes Mittel)
Berlinsulin H®	Insulin human-Isophan, biphasisch (Blutzuckersenkendes Mittel)
Berlocid®	Trimethoprim + Sulfamethoxazol (Sulfonamid-Antibiotikum)
Berlosin®	Metamizol (Schmerzmittel, Fiebermittel, Entzündungshemmendes Mittel, Krampflösendes Mittel)
Berlthyrox®	Levothyroxin natrium (Mittel bei Schilddrüsenunterfunktion)
Berniter Kopfhaut-Gel®	Steinkohlenteer (Mittel bei Schuppenflechte)
Berotec®	Fenoterol (Bronchienerweiterndes Mittel)
Bespar®	Buspiron (Angstlösendes Mittel)

Beta-Acetyldigoxin	▶ **β-Acetyldigoxin...®** ▶ **Digostada®** ▶ **Digotab®** ▶ **Digoxin didier®** ▶ **Digox®** ▶ **Novodigal®** ▶ **Stillacor®**
β-Acetyldigoxin...®	Beta-Acetyldigoxin (Herzmittel, Digitalispräparat)
Betabion®	Thiamin (Vitamin B 1)
Betacaroten®	▶ **Carotaben®** ▶ **Carotana®** ▶ **Carotinora®**
BetaCreme Lichtenstein®	Betametason (Hautbehandlungsmittel, Kortisonpräparat)
Betadrenol®	Bupranolol (Herz-Kreislauf-Mittel, Betablocker)
Betaferon®	Interferon beta-1b (Mittel zur Beeinflussung des Immun- systems)
Betagalen®	Betametason (Hautbehandlungsmittel, Kortisonpräparat)
Betahistin	▶ **Aequamen®** ▶ **Betahistin®** ▶ **Betavert®** ▶ **Melopat®** ▶ **Vasomotal®**
Betahistin...®	Betahistin (Mittel bei Schwindel)
Betaisodona®	Povidoniod (Desinfektionsmittel)
Betamann®	Metipranolol (Mittel bei erhöhtem Augeninnendruck)
Betametason	▶ **BEMON®** ▶ **BetaCreme Lichtenstein®** ▶ **Betagalen®** ▶ **Betam-Ophtal®** ▶ **Beta...®** ▶ **Betnesol®** ▶ **Celestamine®** ▶ **Celestan®**

B

	▶ **Cordes Beta®** ▶ **Diprosis®** ▶ **Diprosone®** ▶ **PENTACORT®** ▶ **Soderm®**
Betam-Ophtal®	Betametason (Augenheilmittel, Kortisonpräparat)
Betapressin®	Penbutolol (Herz-Kreislauf-Mittel, Betablocker)
Beta-Sitosterin	▶ **Azuprostat®** ▶ **Flemun®** ▶ **Harzol®** ▶ **Prostasal®** ▶ **Sitosterin®** ▶ **Triastonal®**
Beta-Tablinen®	Propanolol (Herz-Kreislauf-Mittel, Betablocker)
Betavert®	Betahistin (Mittel bei Schwindel)
Betaxolol	▶ **Betoptima®** ▶ **Kerlone®**
Bethanechol	▶ **Myocholine®**
Betnesol®	Betametason (Mittel bei Colitis ulcerosa, Hautbehandlungsmittel, Kortisonpräparat)
Betoptima®	Betaxolol (Mittel bei erhöhtem Augeninnendruck)
Bexaroten	▶ **TARGRETIN®**
Beza...®	Bezafibrat (Blutfettsenkendes Mittel)
Bezabeta®	Bezafibrat (Blutfettsenkendes Mittel)
Bezacur®	Bezafibrat (Blutfettsenkendes Mittel)
Bezadoc®	Bezafibrat (Blutfettsenkendes Mittel)
Bezafibrat	▶ **Azufibrat®** ▶ **Befribrat®** ▶ **Beza...®** ▶ **Bezabeta®** ▶ **Bezacur®**

	▶ **Bezadoc®** ▶ **Bezafibrat...®** ▶ **Bezagamma®** ▶ **Bezamerck®** ▶ **Bezapham®** ▶ **BEZA-PUREN®** ▶ **Cedur®** ▶ **Lipox®** ▶ **Regadrin B®** ▶ **Sklerofibrat®**
Bezafibrat...®	Bezafibrat (Blutfettsenkendes Mittel)
Bezagamma®	Bezafibrat (Blutfettsenkendes Mittel)
Bezamerck®	Bezafibrat (Blutfettsenkendes Mittel)
Bezapham®	Bezafibrat (Blutfettsenkendes Mittel)
BEZA-PUREN®	Bezafibrat (Blutfettsenkendes Mittel)
Biaxin HP®	Clarithromycin (Makrolidantibiotikum)
Bibrocathol	▶ **Noviform®** ▶ **Posiformin®**
Bicalutamid	▶ **Casodex®**
Biciron®	Tramazolin (Augenheilmittel bei Bindehautentzündung)
Bifinorma®	Lactulose (Abführmittel, Mittel bei Lebererkrankungen)
Bifiteral®	Lactulose (Abführmittel, Mittel bei Lebererkrankungen)
BIFOMYK®	Bifonazol (Mittel bei Pilzinfektionen)
Bifon®	Bifonazol (Mittel bei Pilzinfektionen)
Bifonazol	▶ **BIFOMYK®** ▶ **Bifon®** ▶ **Canesten Extra Bifonazol®** ▶ **Mycospor®**

B

Bikalm®	Zolpidem (Schlafmittel)
Biklin®	Amikacin (Aminoglykosid-Antibiotikum)
Bilipeptal mono®	Pankreas Pulver (Darmwirksames Enzym)
Biliscopin®	Iotroxinsäure (Röntgenkontrastmittel)
Biltricide®	Praziquantel (Wurmmittel)
Bimatoprost	▶ **Lumigan®**
Binotal®	Ampicillin (Breitbandpenicillin)
B-Insulin S.C.®	Insulin-Aminoquinorid/Schwein (Blutzuckersenkendes Mittel)
B-Insulin S®	Insulin-Aminoquinorid/Schwein (Blutzuckersenkendes Mittel)
Biocarn®	Levocarnitin (Mittel bei Carnitinmangel)
Biocos®	Metformin (Blutzuckersenkendes Mittel)
Biofanal®	Nystatin (Mittel bei Pilzinfektionen)
Bioflutin®	Etilefrin (Blutdrucksteigerndes Mittel)
BIO-H-TIN®	Biotin (Vitamin H)
BIOKUR®	Biotin (Vitamin H)
Biolectra Magnesium 240 forte Brausetabletten®	Magnesiumoxid, leichtes (Mittel bei Magnesiummangel)
Biolectra Zink®	Zinksulfat (Mittel bei Zinkmangel)
Biolon®	Hyaluronsäure (Mittel für Augenoperationen)
Biomagnesin Lutschtabletten®	Magnesiumhydrogencitrat + Magnesiumhydrogenphosphat (Mittel bei Magnesiummangel)
Biomo-Lipon®	Alpha-Liponsäure (Mittel bei Polyneuropathie)

B

Biopto E®	RRR-Alpha-Tocopherol (Vitamin E)
BIOSAN E®	RRR-Alpha-Tocopherol, Alpha-Tocopherolacetat (Vitamin E)
BIOSAN Zink®	Zinksulfat (Mittel bei Zinkmangel)
Biotin	▶ **BIO-H-TIN®** ▶ **BIOKUR®** ▶ **Biotin...®** ▶ **Deacura®** ▶ **Gabunat®** ▶ **Medobiotin®** ▶ **Natuderm®** ▶ **Rombellin®**
Biotin...®	Biotin (Vitamin H)
Biperiden	▶ **Akineton®** ▶ **Biperiden...®**
Biperiden...®	Biperiden (Parkinsonmittel)
Bisacodyl	▶ **Agaroletten®** ▶ **Bekunis®** ▶ **Bisco-Zitron®** ▶ **Drix Bisacodyl®** ▶ **Dulcolax®** ▶ **Florisan N®** ▶ **Laxagetten®** ▶ **Laxanin®** ▶ **Laxans-ratiopharm®** ▶ **Laxbene®** ▶ **Laxoberal Bisa...®** ▶ **Laxysat®** ▶ **Marienbader Pillen N®** ▶ **Mediolax®** ▶ **Pyrilax®** ▶ **STADALAX®** ▶ **Tempolax...®** ▶ **Tirgon®** ▶ **Vinco-Abführ-Perlen®**
Bisco-Zitron®	Bisacodyl (Abführmittel)
Bismut(III)citrathydroxid-komplex	▶ **Telen®**

B

Bismutaluminat	▶ **Angass®**
Biso...®	Bisoprolol (Mittel bei Bluthochdruck, Mittel bei Erkrankung der Herzkranzgefäße)
Bisobeta®	Bisoprolol (Mittel bei Bluthochdruck, Mittel bei Erkrankung der Herzkranzgefäße)
Bisobloc®	Bisoprolol (Mittel bei Bluthochdruck, Mittel bei Erkrankung der Herzkranzgefäße)
Bisogamma®	Bisoprolol (Mittel bei Bluthochdruck, Mittel bei Erkrankung der Herzkranzgefäße)
Biso-Henning®	Bisoprolol (Mittel bei Bluthochdruck, Mittel bei Erkrankung der Herzkranzgefäße)
Bisohexal®	Bisoprolol (Mittel bei Bluthochdruck, Mittel bei Erkrankung der Herzkranzgefäße)
Bisomerck®	Bisoprolol (Mittel bei Bluthochdruck, Mittel bei Erkrankung der Herzkranzgefäße)
Bisoprolol	▶ **Biso...®** ▶ **Bisobeta®** ▶ **Bisobloc®** ▶ **Bisogamma®** ▶ **Biso-Henning®** ▶ **Bisohexal®** ▶ **Bisomerck®** ▶ **Bisoprolol...®** ▶ **BISO-PUREN®** ▶ **Concor®** ▶ **Cordalin®** ▶ **Fondril®** ▶ **Jutabis®**
Bisoprolol...®	Bisoprolol (Mittel bei Bluthochdruck, Mittel bei Erkrankung der Herzkranzgefäße)
BISO-PUREN®	Bisoprolol (Mittel bei Bluthochdruck, Mittel bei Erkrankung der Herzkranzgefäße)

Blanel®	Kaliumnatriumhydrogencitrat (Urologisches Mittel bei Harnsäure- und Kalziumsteinen)
Blemathin®	Methionin (Mittel zur Harnansäuerung)
Bleminol®	Allopurinol (Mittel bei erhöhter Harnsäure)
BLEO-cell®	Bleomycin (Mittel bei Krebserkrankungen)
Bleomycin	▶ **BLEO-cell®** ▶ **Bleomycin...®** ▶ **Bleomycinum...®**
Bleomycin...®	Bleomycin (Mittel bei Krebserkrankungen)
Bleomycinum...®	Bleomycin (Mittel bei Krebserkrankungen)
Blocotenol®	Atenolol (Herz-Kreislauf-Mittel)
Blopress®	Candesartan (Mittel bei Bluthochdruck)
Blutgerinnungsfaktor VII	▶ **FAKTOR VII S-TIM®**
Blutgerinnungsfaktor VIII	▶ **Beriate P®** ▶ **Faktor VIII SDH INTERSERO®** ▶ **Fanhdi®** ▶ **Haemate HS®** ▶ **Haemoctin SDH®** ▶ **Hemofil M®** ▶ **IMMUNATE STIM plus®** ▶ **Monoclate-P®** ▶ **Octanate**
Blutgerinnungsfaktor VIII/CHO	▶ **Recombinate®**
Blutgerinnungsfaktor IX vom Menschen	▶ **Berinin HS®** ▶ **IMMUNINE STIM®** ▶ **Mononine®** ▶ **Octanine F®**
Blutgerinnungsfaktor XIII	▶ **Fibrogammin HS®**
Bocatriol®	Calcitriol (Vitamin D3 Derivat)
Bonasanit®	Pyridoxin (Vitamin B 6)

B

Bondiol®	Alfacalcidol (Osteoprosemittel, Kalziumstoffwechselregulator)
BONDRONAT®	Ibandronsäure (Kalziumstoffwechselregulator)
Bonefos®	Clodronsäure (Kalziumstoffwechselregulator)
Bonoq®Uro	Gatifloxacin (Antibiotikum)
Bornaprin	▶ **Sormodren®**
Bornylacetat	▶ **Lindofluid N®**
Borocarpin S®	Pilocarpin (Pupillenverengendes Mittel, Mittel bei erhöhtem Augeninnendruck)
Boro-Scopol N®	Scopolamin (Pupillenerweiterndes Mittel, Augenheilmittel)
Bosentan	▶ **Tracleer®**
Boxolip®	Loperamid (Mittel bei Durchfall)
Brandiazin®	Sulfadiazinsilber (Sulfonamid-Antibiotikum)
Brasivil®	Aluminiumoxid (Aknemittel)
Braunol 2000®	Povidoniod (Desinfektionsmittel)
Braunovidon®	Povidoniod (Desinfektionsmittel)
Brelomax®	Tulobuterol (Bronchienerweiterndes Mittel)
Brevibloc®	Esmolol (Mittel bei Herzrhythmusstörungen, Betablocker)
Brevimytal Natrium®	Methohexital (Narkosemittel)
Brevoxyl®	Benzoylperoxid (Aknemittel)
Brexidol®	Piroxicam (Schmerzmittel, Rheumamittel)
Bricanyl®	Terbutalin (Bronchienerweiterndes Mittel)

B

Brimonidin	▶ **Alphagan®**
Brinaldix®	Clopamid (Harntreibendes Mittel)
Brinzolamid	▶ **AZOPT®**
Brivudin	▶ **Zostex®**
BromaLich®	Bromazepam (Beruhigungsmittel)
Bromaz 6®	Bromazepam (Beruhigungsmittel)
Bromazanil®	Bromazepam (Beruhigungsmittel)
Bromazep 6®	Bromazepam (Beruhigungsmittel)
Bromazepam	▶ **BromaLich®** ▶ **Bromaz 6®** ▶ **Bromazanil®** ▶ **Bromazep 6®** ▶ **Bromazepam…®** ▶ **Durazanil®** ▶ **Gityl®** ▶ **Lexostad®** ▶ **Lexotanil®** ▶ **Neo OPT®** ▶ **Normoc®**
Bromazepam…®	Bromazepam (Beruhigungsmittel)
Bromelaine	▶ **Bromelain-POS®** ▶ **Dontisanin®** ▶ **Mucozym®** ▶ **Proteozym®** ▶ **Traumanase forte®**
Bromelain-POS®	Bromelaine (Abschwellendes Mittel)
Bromhexin	▶ **Aparsonin®** ▶ **Bromhexin…®** ▶ **Hustentabs-ratiopharm stark®** ▶ **Omniapharm®**
Bromhexin…®	Bromhexin (Schleimlösendes Mittel)
Bromocrel®	Bromocriptin (Parkinsonmittel, Prolaktinhemmer)

B

Bromocriptin	▶ **Bromocrel®** ▶ **Bromocriptin…®** ▶ **Kirim…®** ▶ **Pravidel®**
Bromocriptin…®	Bromocriptin (Parkinsonmittel, Prolaktinhemmer)
Bromperidol	▶ **Impromen®** ▶ **Tesoprel®**
Bromuc®	Acetylcystein (Schleimlösendes Mittel)
Bronchicum Mono Codein Tropfen®	Codein (Hustenstillendes Mittel)
Broncho®	Salbutamol (Bronchienerweiterndes Mittel zur Inhalation)
Bronchocort®	Beclometason (Asthmamittel, Kortisonpräparat)
Bronchoparat®	Theophyllin (Bronchienerweiterndes Mittel)
Bronchopront®	Ambroxol (Schleimlösendes Mittel)
Bronchoretard®	Theophyllin (Bronchienerweiterndes Mittel)
Bronchospasmin®	Reproterol (Bronchienerweiterndes Mittel)
Bronchospray®	Salbutamol (Bronchienerweiterndes Mittel)
Bronchowern®	Ambroxol (Schleimlösendes Mittel)
Brotizolam	▶ **Lendormin®**
Brulamycin®	Tobramycin (Aminoglykosid-Antibiotikum)
BS-ratiopharm®	Butylscopolaminiumbromid (Krampflösendes Mittel)
Bucain®	Bupivacain (Mittel zur örtlichen Betäubung)
Budecort®	Budenosid (Asthmamittel, Kortisonpräparat)
Budefat®	Budenosid (Asthmamittel, Kortisonpräparat)

Budenofalk®	Budenosid (Mittel bei Morbus Crohn, Kortisonpräparat)
Budenosid	▶ **Benosid®** ▶ **Budecort®** ▶ **Budefat®** ▶ **Budenofalk®** ▶ **Budes®** ▶ **Budenosid...®** ▶ **Budison®** ▶ **Cyclocaps Budenosid®** ▶ **Entocort®** ▶ **Miflonide®** ▶ **Novopulmon®** ▶ **Pulmicort®** ▶ **Respicort®**
Budenosid...®	Budenosid (Asthmamittel, Kortisonpräparat)
Budes®	Budenosid (Asthmamittel, Kortisonpräparat)
Budipin	▶ **Parkinsan®**
Budison®	Budenosid (Asthmamittel, Kortisonpräparat)
Bufederm®	Bufexamac (Hautbehandlungsmittel bei Ekzemen)
Bufedil®	Buflomedil (Mittel bei Durchblutungsstörungen)
Bufexamac	▶ **Bufederm®** ▶ **Bufexamac...®** ▶ **Duradermal®** ▶ **JOMAX®** ▶ **Malipuran®** ▶ **Parfenac®** ▶ **Windol®**
Bufexamac...®	Bufexamac (Hautbehandlungsmittel bei Ekzemen)
Buflo...®	Buflomedil (Mittel bei Durchblutungsstörungen)
Buflohexal®	Buflomedil (Mittel bei Durchblutungsstörungen)

B

Buflomedil	▶ **Bufedil®** ▶ **Buflo…®** ▶ **Buflohexal®** ▶ **Buflomedil…®** ▶ **Defluina®**
Buflomedil…®	Buflomedil (Mittel bei Durchblutungsstörungen)
Bumetanid	▶ **Burinex®**
Bupivacain	▶ **Bucain®** ▶ **Bupivacain…®** ▶ **Carbostesin®** ▶ **Dolanaest®**
Bupivacain…®	Bupivacain (Mittel zur örtlichen Betäubung)
Bupranolol	▶ **Betadrenol®**
Buprenorphin	▶ **SUBUTEX®** ▶ **Temgesic®** ▶ **Transtec®**
Bupropion	▶ **Zyban®**
Burinex®	Bumetanid (Harntreibendes Mittel)
Buscopan®	Butylscopolaminiumbromid (Krampflösendes Mittel)
Buserelin	▶ **Profact®** ▶ **Suprecur®**
Busp®	Buspiron (Angstlösendes Mittel)
Buspiron	▶ **Anxnut®** ▶ **Bespar®** ▶ **Busp®**
Busulfan	▶ **Myleran®**
Butylscopolamin…®	Butylscopolaminiumbromid (Krampflösendes Mittel)
Butylscopolaminium- bromid	▶ **BS-ratiopharm®** ▶ **Buscopan®** ▶ **Butylscopolamin…®** ▶ **Spasman®**

C

C1-Esterasehemmer	▶ **Berinert P®**
CABASERIL®	Cabergolin (Parkinsonmittel)
Cabergolin	▶ **CABASERIL®** ▶ **Dostinex®**
Cafedrin + Theodrenalin	▶ **Akrinor®**
Calcifediol	▶ **Dedrogyl®**
Calcigamma®	Calciumcarbonat (Mittel bei Kalziummangel)
Calci-GRY®	Calciumcarbonat (Mittel bei Kalziummangel)
Calcihexal®	Calcitonin (Kalziumstoffwechselregulator, Osteo- porosemittel)
Calcimagon®	Calciumcarbonat (Mittel bei Kalziummangel)
Calcimed®	Calciumcarbonat (Mittel bei Kalziummangel)
Calciparin®	Heparin (Gerinnungshemmendes Mittel)
Calcipot®	Calciumcitrat + Calciumhydro- genphosphat (Mittel bei Kalziummangel)
Calcipotriol	▶ **Daivonex®** ▶ **Psorcutan®**
Calciretard®	Calciumaspartat (Mittel bei Kalziummangel)
Calcitonin	▶ **Azucalcit®** ▶ **Calcihexal®** ▶ **Calcitonin . . .®** ▶ **Cibacalcin®** ▶ **Karil®** ▶ **Osteos®** ▶ **Ostostabil®**
Calcitonin . . .®	Calcitonin (Kalziumstoffwechselregulator, Osteo- porosemittel)

C

Calcitrat®	Calciumcitrat (Mittel bei Kalziummangel)
Calcitriol	▶ **Bocatriol®** ▶ **Decostriol®** ▶ **Osteotriol®** ▶ **Rocaltrol®** ▶ **Silkis®**
Calcium Resonium Pulver®	Polystyroldivinylbenzolsulfonsäure (Mittel bei erhöhtem Kalium)
Calcium Verla®	Calciumcitrat (Mittel bei Kalziummangel)
Calcium...®	Calciumcarbonat, Calciumgluconat, Calciumsaccharat (Mittel bei Kalziummangel)
Calciumacetat	▶ **Calciumacetat-Nefro®** ▶ **Phos-Ex®**
Calciumacetat-Nefro®	Calciumacetat (Phosphatbinder)
Calciumaminoethylphosphat	▶ **Calcium-EAP®**
Calciumaspartat	▶ **Calciretard®**
Calciumcarbonat	▶ **Calcigamma®** ▶ **Calci-GRY®** ▶ **Calcimagon®** ▶ **Calcimed®** ▶ **Calcium...®** ▶ **Calciumcarbonat...®** ▶ **CC-Nefro®** ▶ **Dreisacarb®** ▶ **Löscalcon®** ▶ **Ospur Ca®** ▶ **Vivural®**
Calciumcarbonat + Etidronsäure	▶ **Didronel-Kit®**
Calciumcarbonat...®	Calciumcarbonat (Mittel bei Kalziummangel)
Calciumchlorid	▶ **Calciumchlorid 5,5 % pfrimmer®**
Calciumchlorid 5,5 % pfrimmer®	Calciumchlorid (Mittel bei Kalziummangel)
Calciumcitrat	▶ **Calcipot®** ▶ **Calcitrat®** ▶ **Calcium Verla®**

Calciumdobesilat	▶ **Dexium®** ▶ **Dobica®**
Calcium-EAP®	Calciumaminoethylphosphat (Mittel bei Kalziummangel)
Calciumfolinat	▶ **Calciumfolinat®** ▶ **DeGALIN®** ▶ **FOLI-cell®** ▶ **Lederfolat®** ▶ **Neofolin®** ▶ **O-folin®** ▶ **Rescuvolin®** ▶ **Ribufolin®**
Calciumfolinat®	Calciumfolinat (Mittel bei Blutarmut, Gegengift für MTX)
Calciumgluconat	▶ **Calcium…®**
Calciumgluconat + Calciumlactat	▶ **frubiase calcium T®**
Calciumhydrogenphosphat	▶ **Calcipot®**
Calciumorotat®	Orotsäure, Calciumsalz (Mittel bei Kalziummangel)
Calciumpantothenat	▶ **Kerato Biciron®**
Calciumsaccharat	▶ **Calcium…®**
Calciumtrinatriumpentetat	▶ **Ditripentat-Heyl (DTPA)®**
Calcort®	Deflazacort (Rheumamittel, Kortisonpräparat)
Calmurid®	Harnstoff (Hautbehandlungsmittel)
Caltheon®	Tetryzolin (Schleimhautabschwellendes Nasenheilmittel)
Campher®	▶ **Camphoderm N®** ▶ **Mulmicor®** ▶ **Pectocor®** ▶ **Rheunervol®** ▶ **Vaopin N®**
Camphoderm N®	Campher (Mittel zur örtlichen Durchblutungsförderung)
Campral®	Acamprosat (Alkoholentwöhnungsmittel)

C

Campto®	Irinotecan (Mittel bei Krebserkrankungen)
Candazol®	Clotrimazol (Mittel bei Pilzinfektionen)
Candesartan	▶ **Atacand®** ▶ **Blopress®**
Candio-Hermal®	Nystatin (Mittel bei Pilzinfektionen)
Canesten Extra Bifonazol®	Bifonazol (Mittel bei Pilzinfektionen)
Canesten®	Clotrimazol (Mittel bei Pilzinfektionen)
Canifug®	Clotrimazol (Mittel bei Pilzinfektionen)
Capecitabin	▶ **Xeloda®**
Capros®	Morphin (Schmerzmittel/BTM)
Captagon®	Fenetyllin (Mittel bei hyperkinetischem Syndrom)
Captimer®	Tiopronin (Gegengift für Schwermetalle)
Captin®	Paracetamol (Schmerzmittel, Fiebermittel)
Capto...®	Captopril (Mittel bei Bluthochdruck, Mittel bei Herzschwäche)
Capto-corax®	Captopril (Mittel bei Bluthochdruck, Mittel bei Herzschwäche)
Captodoc®	Captopril (Mittel bei Bluthochdruck, Mittel bei Herzschwäche)
Capto-dura®	Captopril (Mittel bei Bluthochdruck, Mittel bei Herzschwäche)
Captoflux®	Captopril (Mittel bei Bluthochdruck, Mittel bei Herzschwäche)
Captogamma®	Captopril (Mittel bei Bluthochdruck, Mittel bei Herzschwäche)

Captohexal®	Captopril (Mittel bei Bluthochdruck, Mittel bei Herzschwäche)
Captomerck®	Captopril (Mittel bei Bluthochdruck, Mittel bei Herzschwäche)
Captopril	▶ **ACE-Hemmer…®** ▶ **Acenorm cor®** ▶ **Adocor®** ▶ **Capto…®** ▶ **Capto-corax®** ▶ **Captodoc®** ▶ **Capto-dura®** ▶ **Captoflux®** ▶ **Captogamma®** ▶ **Captohexal®** ▶ **Captomerck®** ▶ **Captopril…®** ▶ **CAPTOPRIL BASICS®** ▶ **Cardiagen®** ▶ **Coronorm®** ▶ **Cor tensobon®** ▶ **Epicordin®** ▶ **Jucapt®** ▶ **Lopirin cor®** ▶ **Mundil®** ▶ **Phamopril®** ▶ **Sigacap®** ▶ **Tensiomin-Cor®** ▶ **Tensobon®** ▶ **Tensostad®**
CAPTOPRIL BASICS®	Captopril (Mittel bei Bluthochdruck, Mittel bei Herzschwäche)
Captopril…®	Captopril (Mittel bei Bluthochdruck, Mittel bei Herzschwäche)
Capval®	Noscapin (Hustenstillendes Mittel)
Carba…®	Carbamazepin (Mittel bei Epilepsie)
Carbabeta®	Carbamazepin (Mittel bei Epilepsie)

C

Carbachol	▶ **Carbamann®** ▶ **Isopto-Carbachol®** ▶ **Doryl®**
Carbadura®	Carbamazepin (Mittel bei Epilepsie)
Carbaflux®	Carbamazepin (Mittel bei Epilepsie)
Carbagamma®	Carbamazepin (Mittel bei Epilepsie)
Carbamann®	Carbachol (Mittel bei erhöhtem Augeninnendruck)
Carbamazepin	▶ **Carba…®** ▶ **Carbabeta®** ▶ **Carbadura®** ▶ **Carbaflux®** ▶ **Carbagamma®** ▶ **Carbamazepin…®** ▶ **Carbium®** ▶ **Espa-lepsin®** ▶ **Finlepsin®** ▶ **Fokalepsin®** ▶ **Sirtal®** ▶ **Tegretal®** ▶ **Timonil®**
Carbamazepin…®	Carbamazepin (Mittel bei Epilepsie)
Carbamid®	Harnstoff (Hautbehandlungsmittel)
Carbamoylphenoxyessig-säure	▶ **Caye Rheuma Balsam®**
Carbimazol	▶ **Carbimazol…®** ▶ **Neo-Thyreostat®**
Carbimazol…®	Carbimazol (Mittel bei Schilddrüsenüberfunktion)
Carbium®	Carbamazepin (Mittel bei Epilepsie)
Carbocistein	▶ **Mucopront®** ▶ **Sedotussin muco®** ▶ **Transbronchin®**
Carbomer	▶ **Arufil Gel C®** ▶ **Liposic®** ▶ **Liquigel®** ▶ **Siccapos®**

	▶ **Thilo-Tears®** ▶ **Vidisic®** ▶ **Visc-Ophtal®**
Carboplat®	Carboplatin (Mittel bei Krebserkrankungen)
Carboplatin	▶ **Carboplat®** ▶ **Carboplatin...®** ▶ **Neocarbo®** ▶ **Ribocarbo-L®**
Carboplatin...®	Carboplatin (Mittel bei Krebserkrankungen)
Carbostesin®	Bupivacain (Mittel zur örtlichen Betäubung)
Cardanat®	Etilefrin (Blutdrucksteigerndes Mittel)
Cardiagen®	Captopril (Mittel bei Bluthochdruck, Mittel bei Herzschwäche)
Cardular®	Doxazosin (Mittel bei Bluthochdruck)
Carisoprodol	▶ **Sanoma®**
Carmellose	▶ **Algoplaque®** ▶ **Celluvisc®**
Carmen®	Lercanidipin (Mittel bei Bluthochdruck)
Carmubris®	Carmustin (Mittel bei Krebserkrankungen)
Carmustin	▶ **Carmubris®**
Carnigen®	Oxilofrin (Blutdrucksteigerndes Mittel)
Carotaben®	Betacaroten (Hautbehandlungsmittel)
Carotana®	Betacaroten (Provitamin A)
Carotinora®	Betacaroten (Provitamin A)
Carteolol	▶ **Arteoptic®** ▶ **Endac**
Carvedilol	▶ **Dilatrend®** ▶ **Querto®**

C

Casodex®	Bicalutamid (Mittel bei Prostatakarzinom)
Caspofungin	▶ **Caspofungin MSD®**
Caspofungin MSD®	Caspofungin (Mittel bei Aspergillose)
Cassadan®	Alprazolam (Beruhigungsmittel)
Castellani®	Miconazol (Mittel bei Pilzinfektionen)
Catapresan®	Clonidin (Mittel bei Bluthochdruck)
Cathejell S®	Chlorhexidin (Harnröhrendesinfektionsmittel)
CAVERJECT®	Alprostadil (Mittel bei Erektionsstörungen)
Cavinton®	Vinpocetin (Mittel bei Gehirnleistungsstörungen)
Caye Rheuma Balsam®	Carbamoylphenoxyessigsäure (Rheumamittel)
CC-Nefro®	Calciumcarbonat (Phosphatbinder)
Cebion®	Ascorbinsäure (Vitamin C)
CEC®	Cefaclor (Cefalosporin-Antibiotikum)
Cecenu®	Lomustin (Mittel bei Krebserkrankungen)
Ceclorbeta®	Cefaclor (Cefalosporin-Antibiotikum)
Cedrox®	Cefadroxil (Cefalosporin-Antibiotikum)
Cedur®	Bezafibrat (Blutfettsenkendes Mittel)
Cefaclor	▶ **CEC®** ▶ **Ceclorbeta®** ▶ **Cefaclor…®** ▶ **Cef-Diolan®** ▶ **Cephaclor®** ▶ **Cephalodoc®** ▶ **Hefa®clor** ▶ **Infectocef®**

C

	▶ **Panoral®** ▶ **Sigacefal®**
Cefaclor...®	Cefaclor (Cefalosporin-Antibiotikum)
Cefadroxil	▶ **Cedrox®** ▶ **Cefadroxil...®** ▶ **Grüncef®**
Cefadroxil...®	Cefadroxil (Cefalosporin-Antibiotikum)
Cefalexin	▶ **Cephalex®** ▶ **Cephalexin...®**
Cefasel®	Natriumselenit (Mittel bei Selenmangel)
Cefazink®	Zinkgluconat (Mittel bei Zinkmangel)
Cefazolin	▶ **Basocef®** ▶ **Cefazolin®...** ▶ **Cephazolin...®** ▶ **Elzogram®**
Cefazolin...®	Cefazolin (Cefalosporin-Antibiotikum)
Cef-Diolan®	Cefaclor (Cefalosporin-Antibiotikum)
Cefepim	▶ **Maxipime®**
Ceferro®	Eisensulfat (Mittel bei Eisenmangel)
Cefixim	▶ **Cephoral®** ▶ **Suprax®** ▶ **Uro-Cephoral**
Cefotaxim	▶ **Cefotaxim...®** ▶ **Claforan®**
Cefotaxim...®	Cefotaxim (Cefalosporin-Antibiotikum)
Cefotiam	▶ **Spizef®**
Cefoxitin	▶ **Mefoxitin®**
Cefpodoxim	▶ **Orelox®** ▶ **Podomexef®**
Ceftazidim	▶ **Fortum®**
Ceftibuten	▶ **Keimax®**
Ceftriaxon	▶ **Ceftriaxon...®** ▶ **Rocephin®**

Ceftriaxon...®	Ceftriaxon (Cefalosporin-Antibiotikum)
Cefudura®	Cefuroxim (Cefalosporin-Antibiotikum)
Cefuhexal®	Cefuroxim (Cefalosporin-Antibiotikum)
Cefurax®	Cefuroxim (Cefalosporin-Antibiotikum)
CEFURO-PUREN®	Cefuroxim (Cefalosporin-Antibiotikum)
Cefurox®	Cefuroxim (Cefalosporin-Antibiotikum)
Cefuroxim	▶ **Cefudura®** ▶ **Cefuhexal®** ▶ **Cefurax®** ▶ **CEFURO-PUREN®** ▶ **Cefuroxim...®** ▶ **Cefurox®** ▶ **Elobact®** ▶ **Zinnat®**
Cefuroxim...®	Cefuroxim (Cefalosporin-Antibiotikum)
Celebrex®	Celecoxib (Entzündungshemmendes Mittel)
Celecoxib	▶ **Celebrex®**
Celestamine®	Betametason (Kortisonpräparat)
Celestan®	Betametason (Kortisonpräparat)
Celipro®	Celiprolol (Mittel bei Bluthochdruck, Mittel bei Erkrankung der Herzkranzgefäße)
Celiprolol	▶ **Celipro®** ▶ **Selectol®**
CellCept®	Mycophenolatmofetil (Mittel zur Beeinflussung des Immunsystems nach Transplantation)
Cellcristin®	Vincristin (Mittel bei Krebserkrankungen)
Cellidrin®	Allopurinol (Mittel bei erhöhter Harnsäure)

Cellmustin®	Estramustin (Mittel bei Krebserkrankungen)
Cellugel®	Hypromellose (Mittel bei Augenoperationen)
Celluvisc®	Carmellose (Mittel bei Augenreizungen)
Celoftal®	Hypromellose (Mittel bei Augenoperation)
Cenofalk Hartkapseln®	Chenodeoxylsäure (Gallensteinauflöser)
Ceolat®	Dimeticon (Mittel bei Blähungen)
Cephaclor®	Cefaclor (Cefalosporin-Antibiotikum)
Cephalex®	Cefalexin (Cefalosporin-Antibiotikum)
Cephalexin ...®	Cefalexin (Cefalosporin-Antibiotikum)
Cephalodoc®	Cefaclor (Cefalosporin-Antibiotikum)
Cephazolin ...®	Cefazolin (Cefalosporin-Antibiotikum)
Cephoral®	Cefixim (Cefalosporin-Antibiotikum)
Ceprotin®	Protein C (Mittel bei Protein C Mangel)
Cerazette®	Desogestrel (Schwangerschaftsverhütendes Mittel)
Cerebroforte®	Piracetam (Mittel bei hirnorganischen Leistungsstörungen)
Cerepar®	Piracetam (Mittel bei hirnorganischen Leistungsstörungen)
Cerezyme®	Imiglucerase (Mittel bei Typ I Gaucher-Krankheit)
Cergem®	Gemeprost (Wehenförderndes Uterusmittel)
Cerson®	Flumetason (Hautbehandlungsmittel, Kortisonpräparat)

C

Certomycin®	Netilmicin (Aminoglykosid-Antibiotikum)
Certonal®	Moxaverin (Mittel bei Duchblutungsstörungen)
Certoparin	▶ **Mono-Embolex®**
Cerucal®	Metoclopramid (Magen-Darm-Mittel)
Ceruletid	▶ **Takus®**
CERUTIL®	Meclofenoxat (Mittel bei Gehirnleistungsstörungen)
Cesol®	Praziquantel (Bandwurmmittel)
Cetalerg®	Cetirizin (Mittel bei Allergien)
Ceterifug®	Cetirizin (Mittel bei Allergien)
Cetiderm®	Cetirizin (Mittel bei Allergien)
Cetidura®	Cetirizin (Mittel bei Allergien)
CetiLich®	Cetirizin (Mittel bei Allergien)
Cetirigamma®	Cetirizin (Mittel bei Allergien)
Cetirizin	▶ **Cetalerg®** ▶ **Ceterifug®** ▶ **Cetiderm®** ▶ **Cetidura®** ▶ **CetiLich®** ▶ **Cetirigamma®** ▶ **Cetirizin ...®** ▶ **Reactine®** ▶ **Zetir®** ▶ **Zyrtec®**
Cetirizin ...®	Cetirizin (Mittel bei Allergien)
Cetorelix	▶ **Cetroide®**
Cetroide®	Cetorelix (Gonadorelinhemmer)
Cetylpyridiumchlorid	▶ **Dobendan®**
Chenodeoxylsäure	▶ **Cenofalk Hartkapseln®**

Chibro-Timoptol®	Timolol (Mittel bei erhöhtem Augeninnendruck)
Chibroxin®	Norfloxacin (Antibiotikum)
Chinidin	▶ **Chinidin-...®**
Chinidin-...®	Chinidin (Mittel bei Herzrhythmusstörungen)
Chinin	▶ **Chininum hydrochloricum®** ▶ **Limptar N®**
Chininum hydrochloricum®	Chinin (Malariamittel)
8-Chinolinolsulfat	▶ **Leioderm-Solutio®** ▶ **Solutio Hydroxychinolini®**
Chloraethyl...®	Chlorethan (Mittel zur örtlichen Betäubung)
Chloraldurat	▶ **Chloraldurat...®**
Chloraldurat...®	Chloraldurat (Beruhigungs- und Schlafmittel)
Chlorambucil	▶ **Leukeran®**
Chloramphenicol	▶ **Aquamycetin-N®** ▶ **Chloramsaar N®** ▶ **Oleomycetin®** ▶ **Paraxin®** ▶ **Posifenicol C®** ▶ **Thilocanfol C®**
Chloramsaar N®	Chloramphenicol (Antibiotikum)
Chlordiazepoxid	▶ **Librum Tabs®** ▶ **Multum®** ▶ **Radepur®**
Chloressigsäure	▶ **Acetocaustin®**
Chlorethan	▶ **Chroraethyl...®** ▶ **WariAktiv®**
Chlorhexamed®	Chlorhexidin (Mund-Rachen-Desinfektionsmittel)
Chlorhexidin	▶ **Bactigras®** ▶ **Cathejell S®** ▶ **Chlorhexamed®** ▶ **Chlorhexidindigluconat-Lösung®** ▶ **Chlorhexidinpuder®** ▶ **CHX-Dental Gel®** ▶ **Cidegol C®**

C

	▶ **Frubilurgyl®** ▶ **Gurgellösung Chauvin®** ▶ **Hansamed Spray Lösung zum Sprühen®** ▶ **Lemocin CX®** ▶ **Nur 1 Tropfen CHLORHEXIDIN Lösung®** ▶ **PerioGard Chlorohex 2000®** ▶ **Trachisan Gurgellösung®**
Chlorhexidindigluconat-Lösung®	Chlorhexidin (Mund-Rachen-Desinfektionsmittel)
Chlorhexidinpuder®	Chlorhexidin (Haut- und Wunddesinfektionsmittel)
Chlorhydroxybenzoe-säure	▶ **Hospidermin Lösung®**
Chlormadinon	▶ **Chlormadinon...®** ▶ **Gestafortin®**
Chlormadinon...®	Chlormadinon (Gestagen, Antiandrogen)
Chlorochin®	Chloroquin (Malaria- und Amöbenmittel, Rheuma-mittel)
Chloroquin	▶ **Chlorochin®** ▶ **Resochin®** ▶ **Weimer quin®**
Chlorphenoxamin	▶ **Systral Creme/-Gel®**
Chlorpromazin	▶ **Propaphenin®**
Chlorprothixen	▶ **Chlorprotixen...®** ▶ **Truxal®**
Chlorprotixen...®	Chlorprothixen (Mittel bei psychischen Erkrankungen)
Chlortalidon	▶ **Hygroton®**
Chlortetracyclin	▶ **Aureomycin®**
Cholestabyl®	Colestipol (Blutfettsenkendes Mittel)
Cholincitrat	▶ **Neurotropan®**
Cholinsalicylat	▶ **Audax®** ▶ **Mundisal®**
Cholinstearat	▶ **Chomelanum®**
Cholintheophyllinat	▶ **Euspirax®**

Cholit-Ursan®	Ursodeoxycholsäure (Gallensteinauflöser)
Cholofalk®	Ursodeoxycholsäure (Lebermittel)
Cholspasmin®	Hymecromon (Krampflösendes Mittel)
Cholspasminase N mikro®	Pankreas Pulver (Darmwirksames Enzym bei Verdauungs-störungen)
Chol-Spasmoletten®	Hymecromon (Krampflösendes Mittel)
Chomelanum®	Cholinstearat (Entzündungshemmendes Mittel)
Chondrotinschwefelsäure	▶ **DuoVisc®** ▶ **Viscoat®**
Choragon®	Choriongonadotrophin (Hypophysenvorderlappenhormon)
Choriongonadotrophin	▶ **Choragon®** ▶ **Predalon®** ▶ **Pregnesin®** ▶ **Primogonyl®**
Choriongonadotropin alfa	▶ **Ovitrelle®**
CHX-Dental Gel®	Chlorhexidin (Mittel bei Entzündungen im Mundraum)
CIALIS®	Tadalafil (Mittel bei Erektionsstörungen)
Ciatyl-Z®	Zuclopenthixol (Mittel bei psychischen Erkrankungen)
Cibacalcin®	Calcitonin (Kalziumstoffwechselregulator, Osteo-porosemittel)
Cibacen®	Benazepril (Mittel bei Bluthochdruck, Mittel bei Herzschwäche)
Cicletanin	▶ **Justar®**
Ciclopirox	▶ **Batrafen®** ▶ **Inimur myko®** ▶ **Nagel Batrafen®** ▶ **SEBIPROX®**

Cicloral®	Ciclosporin (Mittel zur Unterdrückung der Immunreaktion)
Ciclosporin	▶ **Cicloral®** ▶ **Sandimmun®**
Cidegol C®	Chlorhexidin (Mund-Rachen-Desinfektionsmittel)
Cidofovir	▶ **VISTIDE®**
CiL®	Fenofibrat (Blutfettsenkendes Mittel)
Cilazapril	▶ **Dynorm®**
Ciloxan®	Ciprofloxazin (Antibiotikum)
Cime...®	Cimetidin (Mittel zur Unterdrückung der Magensäuresekretion)
Cimebeta®	Cimetidin (Mittel zur Unterdrückung der Magensäuresekretion)
Cimehexal®	Cimetidin (Mittel zur Unterdrückung der Magensäuresekretion)
Cimetidin	▶ **Azucimet®** ▶ **Cime...®** ▶ **Cimebeta®** ▶ **Cimehexal®** ▶ **Cimetidin...®** ▶ **CimLich®** ▶ **DuraH2®** ▶ **Gastroprotect®** ▶ **H2 Blocker ratiopharm®** ▶ **Sigacimet®** ▶ **Tagamet®**
Cimetidin...®	Cimetidin (Mittel zur Unterdrückung der Magensäuresekretion)
CimLich®	Cimetidin (Mittel zur Unterdrückung der Magensäuresekretion)
Cineol	▶ **Soledum®**
Cinnarizin	▶ **Cinnarizin...®**

Cinnarizin...®	Cinnarizin (Mittel bei Durchblutungsstörungen)
Cinochocain	▶ **DoloPosterine N®**
Cipramil®	Citalopram (Mittel bei Depressionen)
Cipro...®	Ciprofloxazin (Antibiotikum)
Ciprobay®	Ciprofloxazin (Antibiotikum)
Ciprobeta®	Ciprofloxazin (Antibiotikum)
Ciprodura®	Ciprofloxazin (Antibiotikum)
Ciproflox®	Ciprofloxazin (Antibiotikum)
Ciprofloxacin...®	Ciprofloxazin (Antibiotikum)
Ciprofloxazin	▶ **Ciloxan®** ▶ **Cipro...®** ▶ **Ciprobay®** ▶ **Ciprobeta®** ▶ **Ciprodura®** ▶ **Ciprofloxacin...®** ▶ **Ciproflox®** ▶ **Ciprogamma®** ▶ **Ciprohexal®** ▶ **Keciflox®**
Ciprogamma®	Ciprofloxazin (Antibiotikum)
Ciprohexal®	Ciprofloxazin (Antibiotikum)
Circanol®	Dihydroergotoxin (Mittel bei Bluthochdruck und Gehirnleistungsstörungen)
Circo-Maren forte®	Nicergolin (Mittel bei Gehirnleistungsstörungen)
Cisatracuriumbesilat	▶ **Nimbex®**
Cisplatin	▶ **Cisplatin...®** ▶ **Platinex®**
Cisplatin...®	Cisplatin (Mittel bei Krebserkrankungen)

C

Citadura®	Citalopram (Mittel bei Depressionen)
Citalopram	▶ **Cipramil®** ▶ **Citadura®** ▶ **Citalopram…®** ▶ **Sepram®** ▶ **Serital®**
Citalopram…®	Citalopram (Mittel bei Depressionen)
Citemul S®	Mesulfen (Hautbehandlungsmittel)
Cladribin	▶ **Leustatin®**
Claforan®	Cefotaxim (Cefalosporin-Antibiotikum)
Clarithromycin	▶ **Biaxin HP®** ▶ **Cyllind®** ▶ **Klacid®** ▶ **Mavid®**
Clarvisor®	Pirenoxin (Mittel bei grauem Star)
Claudicat®	Pentoxyfyllin (Mittel bei Durchblutungsstörungen)
Claversal®	Mesalazin (Mittel bei Colitis ulcerosa und Morbus Crohn)
Clavulansäure + Amoxicillin	▶ **Amoclav®** ▶ **Amoxicillin ratiopharm comp®** ▶ **AMOXICLAV BASICS®** ▶ **Amoxi-Clavulan…®** ▶ **Amoxiclav von ct®** ▶ **Amoxidura plus®** ▶ **Amoxillat-Clav®** ▶ **Augmentan®**
Clemastin	▶ **Tavegil®**
Clemizol-Penicillin	▶ **Clemizol-Penicillin®**
Clemizol-Penicillin®	Clemizol-Penicillin (Depotpenicillin)
Clenbuterol	▶ **Spiropent®**
Clexane®	Enoxaparin (Gerinnungshemmendes Mittel)
Climarest®	Estrogene, konjugierte (Estrogen)

Clinda...®	Clindamycin (Lincosamid-Antibiotikum)
Clindabeta®	Clindamycin (Lincosamid-Antibiotikum)
Clindahexal®	Clindamycin (Lincosamid-Antibiotikum)
Clindamycin	▶ **Aclinda®** ▶ **Basocin®** ▶ **Clinda...®** ▶ **Clindabeta®** ▶ **Clindahexal®** ▶ **Clindamycin...®** ▶ **Clindastad®** ▶ **Clin-Sanorania®** ▶ **Jutaclin®** ▶ **Sobelin®** ▶ **Turimycin®**
Clindamycin...®	Clindamycin (Lincosamid-Antibiotikum)
Clindastad®	Clindamycin (Lincosamid-Antibiotikum)
Clinit®	Piroxicam (Rheumamittel)
Clinofem®	Medroxyprogesteron (Hormonpräparat)
Clinofug®	Doxycyclin (Tetrazyklin-Antibiotikum)
Clinovir®	Medroxyprogesteron (Mittel zur Behandlung von Tumoren)
Clin-Sanorania®	Clindamycin (Lincosamid-Antibiotikum)
Clioquinol	▶ **Linola-sept Creme®**
Clivarin®	Reviparinnatrium (Gerinnungshemmendes Mittel)
Clobazam	▶ **Frisum®**
Clobegalen®	Clobetasol (Hautbehandlungsmittel, Kortisonpräparat)
Clobetasol	▶ **Clobegalen®** ▶ **Dermoxinale®** ▶ **Dermoxin®** ▶ **Karison®**
Clobetason	▶ **Emovate®**

C

Clobutinol	▶ **Nullatuss Clobitunol®** ▶ **Rofatuss®** ▶ **Silomat®** ▶ **stas-Hustenstiller®** ▶ **Tussed®**
Clocortolon	▶ **Kaban®** ▶ **Kabanimat®**
Cloderm®	Clotrimazol (Mittel bei Pilzinfektionen)
Clodron®	Clodronsäure (Mittel bei Osteolyse, Kalziumstoff-wechselregulator)
Clodronsäure	▶ **Bonefos®** ▶ **Clodron®** ▶ **Ostac®**
Clomethiazol	▶ **Distraneurin®**
Clomhexal®	Clomifen (Ovulationsauslöser)
Clomifen	▶ **Clomhexal®** ▶ **Clomifen GALEN®** ▶ **Clomifen-ratiopharm®**
Clomifen GALEN®	Clomifen (Ovulationsauslöser)
Clomifen-ratiopharm®	Clomifen (Ovulationsauslöser)
Clomipramin	▶ **Anafranil®** ▶ **Clomipramin...®** ▶ **Hydiphen®**
Clomipramin...®	Clomipramin (Mittel bei psychischen Erkrankungen)
Clonazepam	▶ **Antelepsin®** ▶ **Rivotril®**
Clonidin	▶ **Aruclonin®** ▶ **Catapresan®** ▶ **Clonidin...®** ▶ **Clonid-Ophtal®** ▶ **Clonistada®** ▶ **Dispaclonidin®** ▶ **Haemiton®** ▶ **Isoglaucon®** ▶ **Mirfat®** ▶ **Paracefan®**

Clonidin ...®	Clonidin (Mittel bei Bluthochdruck)
Clonid-Ophtal®	Clonidin (Mittel bei erhöhtem Augeninnendruck)
Clonistada®	Clonidin (Mittel bei Bluthochdruck)
Clont®	Metronidazol (Antibiotikum)
Clopamid	▶ **Brinaldix®**
Clopidogrel	▶ **Iscover®** ▶ **Plavix®**
Cloprednol	▶ **Syntestan®**
Closin®	Promethazin (Mittel bei Allergien, Mittel bei Übelkeit und Erbrechen, Mittel bei Unruhezuständen und psychischen Erkrankungen)
Clostridiumhistolyticumcollagenase	▶ **Iruxol N®**
Clotrigalen®	Clotrimazol (Mittel bei Pilzinfektionen)
Clotrimazol	▶ **Antifungol®** ▶ **Azutrimazol®** ▶ **Benzoderm myco®** ▶ **Candazol®** ▶ **Canesten®** ▶ **Canifug®** ▶ **Cloderm®** ▶ **Clotrigalen®** ▶ **Clotrimazol ...®** ▶ **Cutistad®** ▶ **Durafungol®** ▶ **Efasit med Fußpilz ...®** ▶ **Fungiderm®** ▶ **Fungizid ratiopharm®** ▶ **Gilt®** ▶ **Holfungin®** ▶ **Jenamazol®** ▶ **KadeFungin®** ▶ **Mycofug®** ▶ **Myko Cordes®** ▶ **Mykofungin®** ▶ **Mykohaug®** ▶ **SD-Hermal®** ▶ **Uromykol®**

C

Clotrimazol...®	Clotrimazol (Mittel bei Pilzinfektionen)
Clozapin®	▶ **Clozapin...®** ▶ **Elcrit®** ▶ **Leponex®**
Clozapin...®	Clozapin (Mittel bei psychischen Erkrankungen)
Cobalt	▶ **Spirillon®**
Codein	▶ **Hustenstillendes Mittel Bürger®** ▶ **Bronchicum Mono Codein Tropfen®** ▶ **Codein...®** ▶ **Codicaps®** ▶ **Codicompren®** ▶ **Codi OPT®** ▶ **Codipertussin®** ▶ **Codipront®** ▶ **Makatussin Codein Forte®** ▶ **Optipect Kodein Forte®** ▶ **Tryasol Codein®** ▶ **Tussoret®**
Codein...®	Codein (Hustenstillendes Mittel, Schmerzmittel)
Codi OPT®	Codein (Schmerzmittel)
Codicaps®	Codein (Hustenstillendes Mittel)
Codicompren®	Codein (Hustenstillendes Mittel)
Codipertussin®	Codein (Hustenstillendes Mittel)
Codipront®	Codein (Hustenstillendes Mittel)
Coffein	▶ **Coffeinum...®** ▶ **Percoffedrinol®**
Coffeinum...®	Coffein (Anregendes Mittel, Migränemittel)
Coleb-duriles®	Isosorbidmononitrat (Mittel bei Erkrankung der Herzkranz- gefäße)
Colecalciferol	▶ **D3-Vicotrat®** ▶ **Dedrei®** ▶ **Dekristol®** ▶ **Ospur D3®**

	▶ **Vigantol®** ▶ **Vigantoletten®** ▶ **Vitamin-D3-Hervert®**
Colesthexal®	Colestyramin (Blutfettsenkendes Mittel)
Colestid®	Colestipol (Blutfettsenkendes Mittel)
Colestipol	▶ **Cholestabyl®** ▶ **Colestid®**
Colestyr®	Colestyramin (Blutfettsenkendes Mittel)
Colestyramin	▶ **Colesthexal®** ▶ **Colestyramin...®** ▶ **Colestyr®** ▶ **Lipocol-Merz®** ▶ **Quantalan®** ▶ **Vasosan P/-S®**
Colestyramin...®	Colestyramin (Blutfettsenkendes Mittel)
Colifoam®	Hydrocortisonacetat (Darmbehandlungsmittel, Kortisonpräparat)
Colimune®	Cromoglicinsäure (Mittel bei Allergien)
Colina®	Smectid (Magen-Darm-Mittel)
Colinsan®	Azathioprin (Mittel zur Unterdrückung der Immunreaktion)
Colistimethat-Natrium	▶ **Ecolicin®**
Colistin	▶ **Colistin®** ▶ **Diarönt®**
Colistin®	Colistin (Peptid-Anibiotikum)
Colo-Pleon®	Sulfasalazin (Darmmittel)
Combactam®	Sulbactam (Beta-Lactamasehemmer)
Complamin®	Xantinolnicotinat (Blutfettsenkendes Mittel)
Comtess®	Entacapon (Parkinsonmittel)

C

Concor®	Bisoprolol (Mittel bei Bluthochdruck, Mittel bei Erkrankung der Herzkranzgefäße)
Condylox®	Podophyllotoxin (Mittel bei Feigwarzen)
Confortid®	Indometacin (Mittel bei Nieren- und Gallenkoliken)
Conjuncain®	Oxybuprocain (Mittel zur örtlichen Betäubung)
Conpin®	Isosorbidmononitrat (Herzmittel)
Contac Erkältungs Trunk®	Paracetamol (Schmerzmittel, Fiebermittel)
Contimit®	Terbutalin (Bronchienerweiterndes Mittel)
Contiphyllin®	Theophyllin (Bronchienerweiterndes Mittel)
Contraneural®	Ibuprofen (Rheumamittel, Schmerzmittel, Entzündungshemmendes Mittel, Fiebermittel)
Convulex®	Valproinsäure (Mittel bei Epilepsie)
Convulsofin®	Valproinsäure (Mittel bei Epilepsie)
COPAXONE®	Glatiramer (Mittel bei Multipler Sklerose)
Cor tensobon®	Captopril (Mittel bei Bluthochdruck, Mittel bei Herzschwäche)
Coramedan®	Digitoxin (Herzmittel, Digitalispräparat)
Corangin®	Isosorbidmononitrat (Herzmittel)
Corangin® Nitrokapseln, -Nitrospray	Glyceroltrinitrat (Mittel bei Erkrankung der Herzkranzgefäße)
Corase®	Urokinase (Fibrinauflösendes Mittel)
Cordalin®	Bisoprolol (Mittel bei Bluthochdruck, Mittel bei Erkrankung der Herzkranzgefäße)

Cordanum®	Talinolol (Herzmittel, Mittel bei Herzrhythmus-störungen)
Cordarex®	Amiodaron (Mittel bei Herzrhythmusstörungen)
Cordes Beta®	Betametason (Hautbehandlungsmittel, Kortison-präparat)
Cordes BPO®	Benzoylperoxid (Aknemittel)
Cordes Estriol®	Estriol (Estrogen)
Cordes VAS®	Tretinoin (Aknemittel)
Cordicant®	Nifedipin (Mittel bei Bluthochdruck, Mittel bei Erkrankung der Herzkranzgefäße)
CORIC®	Lisinopril (Mittel bei Bluthochdruck, Mittel bei Herzschwäche)
Corifeo®	Lercanidipin (Mittel bei Bluthochdruck)
Corindolan®	Mepindolol (Mittel bei Bluthochdruck, Mittel bei Erkrankung der Herzkranzgefäße)
Corinfar®	Nifedipin (Mittel bei Bluthochdruck, Mittel bei Erkrankung der Herzkranzgefäße)
Cormagnesin®	Magnesiumsulfat (Mittel bei Magnesiummangel)
Cornaron®	Amiodaron (Mittel bei Herzrhythmusstörungen)
Corneregel®	Dexpanthenol (Augenheilmittel)
Coronorm®	Captopril (Mittel bei Bluthochdruck, Mittel bei Herzschwäche)
Corotrop®	Milrinon (Mittel bei Herzschwäche)
CorSotalol®	Sotalol (Mittel bei Herzrhythmusstörungen)
Corticorelin	▶ **CortiRel®** ▶ **CRH Ferring®**

C

Cortidexason®	Dexamethason (Hautbehandlungsmittel, Kortisonpräparat)
CortiRel®	Corticorelin (Diagnosehilfsmittel)
Cortison	▶ **Cortison CIBA®**
Cortison CIBA®	Cortison (Mittel bei Addison-Krankheit, Kortisonpräparat)
Cortisumman®	Dexamethason (Augenheilmittel, Kortisonpräparat)
Corvaton®	Molsidomin (Mittel bei Erkrankung der Herzkranzgefäße)
Corvo®	Enalapril (Mittel bei Bluthochdruck, Mittel bei Herzschwäche)
Cosaldon®	Pentifyllin (Mittel bei Gehirnleistungsstörungen, Durchblutungsstörungen)
CosmoFer®	Eisen(III)hydroxiddextrankomplex (Mittel bei Eisenmangel)
Cotazym®	Pankreas Pulver (Darmwirksames Enzym)
Cotrim...®	Trimethoprim + Sulfamethoxazol (Sulfonamid-Antibiotikum)
Cotrimhexal®	Trimethoprim + Sulfamethoxazol (Sulfonamid-Antibiotikum)
Cotrimoxazol®	Trimethoprim + Sulfamethoxazol (Sulfonamid-Antibiotikum)
Cotrimox-Wolff®	Trimethoprim + Sulfamethoxazol (Sulfonamid-Antibiotikum)
Cotrimstada®	Trimethoprim + Sulfamethoxazol (Sulfonamid-Antibiotikum)
Coumadin®	Warfarin (Gerinnungshemmendes Mittel)
Coversum Cor®	Perindopril (Mittel bei Bluthochdruck, Mittel bei Herzschwäche)
CPS Pulver®	Polystyroldivinylbenzolsulfonsäure (Mittel bei erhöhtem Kalium)
Cranoc®	Fluvastatin (Blutfettsenkendes Mittel)

CRH Ferring®	Corticorelin (Diagnosehilfsmittel)
Crino Cordes N®	Natriumbituminosulfonat, hell (Hautbehandlungsmittel)
Crinone®	Progesteron (Hormon)
Cripar®	Dihydroergocryptin (Parkinsonmittel)
CRIXIVAN®	Indinavir (HIV-Medikament)
Croconazol	▶ **Pilzcin®**
Cromo...®	Cromoglicinsäure (Mittel bei Allergien)
Cromoglicinsäure	▶ **Acecromol®** ▶ **Alerg®** ▶ **Allergo-COMOD®** ▶ **Allergocrom®** ▶ **Allergoval®** ▶ **Colimune®** ▶ **Cromohexal®** ▶ **Cromolind®** ▶ **Crom-Ophtal®** ▶ **Cromopp®** ▶ **Cromo...®** ▶ **Diffusyl®** ▶ **Dispacromil®** ▶ **DNCG...®** ▶ **Duracroman®** ▶ **Flui-DNCG®** ▶ **Intal®** ▶ **Lomupren®** ▶ **Opticrom®** ▶ **Pädiacrom®** ▶ **PENTATOP®** ▶ **Pulbil®** ▶ **Vividrin®**
Cromoglicinsäure + Reproterol	▶ **Aarane®**
Cromohexal®	Cromoglicinsäure (Mittel bei Allergien)
Cromolind®	Cromoglicinsäure (Mittel bei Allergien)
Crom-Ophtal®	Cromoglicinsäure (Mittel bei Allergien)

C

Cromopp®	Cromoglicinsäure (Mittel bei Allergien)
Cronasma®	Theophyllin (Bronchienerweiterndes Mittel)
Crotamitex	Crotamiton (Mittel bei Krätze)
Crotamiton	▶ **Crotamitex®** ▶ **Eraxil®**
Cumarin	▶ **Venalot®**
Curantyl®	Dipyridamol (Thrombozytenfunktionshemmer)
Curatoderm®	Tacalcitol (Mittel bei Schuppenflechte)
Curazink®	Histidin Zink $_2H_2O$ (Mittel bei Zinkmangel)
CUTANinfant®	Zinkoxid (Wundbehandlungsmittel)
Cutanum®	Estradiol (Estrogen)
Cutistad®	Clotrimazol (Mittel bei Pilzinfektionen)
Cuvalit®	Lisurid (Mittel bei Kopfschmerz und Migräne)
Cuxabrain®	Piracetam (Mittel bei Gehirnleistungsstörungen, Mittel bei Durchblutungsstörungen)
Cuxafenon®	Propafenon (Mittel bei Herzrhythmusstörungen)
Cuxanorm®	Atenolol (Herz-Kreislauf-Mittel, Mittel bei Herzrhythmusstörungen, Mittel bei Bluthochdruck)
Cyanocobalamin	▶ **Ambe 12®** ▶ **B12...®** ▶ **Cytobion®** ▶ **Hämo-Vibolex®** ▶ **Lophakomp – B12®** ▶ **Novirell B Mono®** ▶ **Röwo Vitamin B 12®** ▶ **Syxyl Vitamin B 12®** ▶ **Vicapan N®** ▶ **Vitamin B 12...®**
Cyclandelat	▶ **Natil®**

Cyclocaps Beclometa-son®	Beclometason (Asthmamittel, Kortisonpräparat)
Cyclocaps Budenosid®	Budenosid (Asthmamittel, Kortisonpräparat)
Cyclocaps Salbutamol®	Salbutamol (Bronchienerweiterndes Mittel)
Cyclokapron®	Tranexamsäure (Fibrinauflösungsverhinderndes Mittel)
Cyclopentolat	▶ **Cyclopentolat...®** ▶ **Zyklolat®**
Cyclopentolat...®	Cyclopentolat (Augenheilmittel, Pupillenerweiterndes Mittel)
Cyclophosphamid	▶ **Cyclophosphamid...®** ▶ **Cyclostin®** ▶ **Endoxan®**
Cyclophosphamid...®	Cyclophosphamid (Mittel bei Krebserkrankungen)
Cyclostin®	Cyclophosphamid (Mittel bei Krebserkrankungen)
Cyllind®	Clarithromycin (Makrolidantibiotikum)
Cymeven®	Ganciclovir (Mittel bei Zytomegalievirusinfektion)
Cynt®	Moxonidin (Mittel bei Bluthochdruck)
Cyproheptadin	▶ **Peritol®**
Cyproteron	▶ **Androcur®** ▶ **Cyproteronacetat-GRY®** ▶ **Virilit®**
Cyproteronacetat-GRY®	Cyproteron (Antiandrogen)
Cystagon®	Mercaptamin (Mittel bei nephropath. Cystinose)
Cysticide®	Praziquantel (Wurmmittel)
Cysto-Myacyne N®	Neomycin (Aminoglykosid-Antibiotikum)
Cystonorm®	Oxybutynin (Mittel bei Blasenfunktionsstörung)
Cysto-saar®	Nitroxolin (Mittel bei Harnwegsinfektionen)

C

Cytarabin	▶ **Alexan®** ▶ **ARA-cell®** ▶ **Udicil®**
Cytidin	▶ **Posilent®**
Cytobion®	Cyanocobalamin (Vitamin B 12)
Cytotec®	Misoprostol (Magen-Darm-Mittel)

D

D Epifrin®	Dipivefrin (Mittel bei erhöhtem Augeninnendruck)
D3-Vicotrat®	Colecalciferol (Vitamin D3)
Dacarbazin	▶ **Detimedac®**
Daclizumab	▶ **Zenapax®**
Dactinomycin	▶ **LYOVAC-COSMEGEN®**
Daivonex®	Calcipotriol (Mittel bei Schuppenflechte)
Daktar®	Miconazol (Mittel bei Pilzinfektionen)
Dalmadorm®	Flurazepam (Schlafmittel)
Dalteparin-Natrium	▶ **Fragmin®**
Danaparoid	▶ **Orgaran®**
Danazol	▶ **Danazol-ratiopharm®**
Danazol-ratiopharm®	Danazol (Mittel bei Endometriose)
Danoprox®	Oxaprozin (Entzündungshemmendes Mittel)
Dantamacrin®	Dantrolen (Muskelentspannendes Mittel)
Dantrolen	▶ **Dantamacrin®** ▶ **Dantrolen...®**
Dantrolen i. v.®	Dantrolen (Mittel bei maligner Hyperthermie)
Dapiprazol	▶ **Remydrial®**
Dapotum®	Fluphenazin (Mittel bei psychischen Erkrankungen)
Dapson	▶ **Dapson-Fatol®**
Dapson-Fatol®	Dapson (Mittel bei Hauterkrankungen)
Daraprim®	Pyrimethamin (Mittel bei Toxoplasmose)
Darbepoetin alfa	▶ **Aranesp®**

D

Darmol®	Natriumpicosulfat (Abführmittel)
Darob®	Sotalol (Mittel bei Herzrhythmusstörungen)
Daunoblastin®	Daunorubicin (Mittel bei Krebserkrankungen)
Daunorubicin	▶ **Daunoblastin®** ▶ **DaunoXome®**
DaunoXome®	Daunorubicin (Mittel bei Krebserkrankungen)
Dayrun®	Oxaprozin (Entzündungshemmendes Mittel)
DCCK®	Dihydroergotoxin (Mittel bei Gehirnleistungsstörungen und Altershochdruck)
Deacura®	Biotin (Vitamin H)
Deanol	▶ **Risatarun®**
Deblaston®	Pipemidsäure (Mittel bei Harnwegsinfektionen)
Debrisorb®	Dextranomer (Wundbehandlungsmittel)
Deca-Durabolin®	Nandrolon (Osteoporosemittel)
Decapeptyl®	Triptorelin (LH-Releasing Hormon)
Decentan®	Perphenazin (Mittel bei psychischen Erkrankungen)
Decoderm®	Flupredniden (Hautbehandlungsmittel, Kortisonpräparat)
Decortilen®	Prednyliden (Kortisonpräparat)
Decortin H®	Prednisolon (Kortisonpräparat)
Decortin®	Prednison (Kortisonpräparat)
Decostriol®	Calcitriol (Vitamin D3 Derivat)
Dedrei®	Colecalciferol (Vitamin D3)

Dedrogyl®	Calcifediol (Vitamin D3 Derivat)
Deferipron	▶ **Ferriprox®**
Deferoxamin	▶ **Desferal®**
Deflazacort	▶ **Calcort®**
Defluina® mite/peri	Buflomedil (Mittel bei Durchblutungsstörungen)
Defluina® N	Dihydroergotoxin (Mittel bei Gehirnleistungsstörungen)
DeGALIN®	Calciumfolinat (Gegengift für MTX, Mittel bei Folsäuremangel)
Dekristol®	Colecalciferol (Vitamin D3)
Delagil®	Phenol-Methanal-Harnstoff-Polykondensat, sulfoniert (Hautbehandlungsmittel)
Delimmun®	Inosin (Immunstimulans)
Delitex®	Lindan (Mittel bei Läusen)
Delix/-protect®	Ramipril (Mittel bei Bluthochdruck, Mittel bei Herzschwäche)
Delonal®	Alclometason (Hautbehandlungsmittel, Kortisonpräparat)
Delphicort®	Triamcinolon (Hautbehandlungsmittel, Kortisonpräparat)
Delphicort® Creme/ Salbe	Triamcinolonacetonid (Hautbehandlungsmittel, Kortisonpräparat)
Delphimix®	Triamcinolon (Kortisonpräparat)
Delphinac®	Diclofenac (Mittel bei Entzündungen und Rheuma, Schmerzmittel)
Deltaran®	Dexibuprofen (Schmerzmittel)
Demetrin®	Prazepam (Beruhigungsmittel)

D

Demex Zahnschmerz-tabletten®	Propyphenazon (Fiebermittel, Schmerzmittel)
Denan®	Simvastatin (Blutfettsenkendes Mittel)
Depo-Clinovir®	Medroxyprogesteron (Mittel zur Schwangerschaftsverhütung)
Depo-Medrate®	Methylprednisolon (Kortisonpräparat)
Deponit®	Glyceroltrinitrat (Mittel bei Erkrankung der Herzkranzgefäße)
Depressan®	Dihydralazin (Mittel bei Bluthochdruck)
Deprilept®	Maprotilin (Mittel bei Depressionen)
Dercome CLEAR®	Benzoylperoxid (Aknemittel)
Dermallerg-ratiopharm®	Hydrocortison (Hautbehandlungsmittel, Kortisonpräparat)
Derma-Mykotral®	Miconazol (Mittel bei Pilzinfektionen)
Dermatop®	Prednicarbat (Hautbehandlungsmittel, Kortisonpräparat)
Dermazellon®	Silberaminoethylphosphat (Wundbehandlungsmittel)
Dermestril®	Estradiol (Estrogen)
Dermichthol®	Natriumbituminosulfonat, hell (Hautbehandlungsmittel)
Dermi-cyl Allerg®	Kalkwasser (Hautbehandlungsmittel)
DermoPosterisan®	Hydrocortison (Hautbehandlungsmittel, Kortisonpräparat)
Dermosolon®	Prednisolon (Kortisonpräparat)
Dermoxin®	Clobetasol (Hautbehandlungsmittel, Kortisonpräparat)

Dermoxinale®	Clobetasol (Hautbehandlungsmittel, Kortison-präparat)
Deseril®	Methysergid (Migränemittel)
Desferal®	Deferoxamin (Gegengift für Eisen)
Desfluran	▶ **Suprane®**
Desipramin	▶ **Pertofran®** ▶ **Petylyl®**
Desirudin	▶ **Revasc®**
Desitic lopidin®	Ticlopidin (Thrombozytenfunktionshemmer)
Desitin Puder®	Zinkoxid (Hautbehandlungsmittel)
Desloratadin	▶ **AERIUS®**
Desmeninol	▶ **Ketosteril®**
Desmogalen®	Desmopressin (Ausscheidungshemmendes Mittel)
Desmopressin	▶ **Desmogalen®** ▶ **Desmopressin®** ▶ **Minirin®** ▶ **Nocutil®** ▶ **Octostim®**
Desmopressin®	Desmopressin (Ausscheidungshemmendes Mittel)
Desogestrel	▶ **Cerazette®**
Desoximetason	▶ **Topisolon®**
De-squaman N®	Pyrithionzink (Mittel bei verstärkte Talgabsonderung)
DET MS®	Dihydroergotamin (Blutdrucksteigerndes Mittel, Migräne-mittel)
Detajmiumbitartrat	▶ **Tachmalcor®**
Detimedac®	Dacarbazin (Mittel bei Krebserkrankungen)
Detrusitol®	Tolterodin (Mittel bei instabiler Harnblase und Inkontinenz)
Detulin®	Alpha-Tocopherolacetat (Vitamin E)

D

D

Dexa…®	Dexamethason (Kortisonpräparat)
Dexabene®	Dexamethason (Kortisonpräparat)
Dexaflam®	Dexamethason (Kortisonpräparat)
Dexagalen®	Dexamethason (Kortisonpräparat)
Dexagel®	Dexamethason (Kortisonpräparat)
Dexahexal®	Dexamethason (Kortisonpräparat)
Dexamethason	▶ **Afpred-dexa®** ▶ **Auxilloson®** ▶ **Cortidexason®** ▶ **Cortisumman®** ▶ **Dexa…®** ▶ **Dexabene®** ▶ **Dexaflam®** ▶ **Dexagalen®** ▶ **Dexagel®** ▶ **Dexahexal®** ▶ **Dexamethason…®** ▶ **Dexamonozon®** ▶ **Dexapos®** ▶ **Fortecortin®** ▶ **Isopto-Dex®** ▶ **Lipotalon®** ▶ **Solupen®** ▶ **Spersadex®** ▶ **Totocortin®**
Dexamethason…®	Dexamethason (Kortisonpräparat)
Dexamonozon®	Dexamethason (Kortisonpräparat)
Dexapos®	Dexamethason (Kortisonpräparat)
Dexchlorpheniramin	▶ **Polaronil®**
Dexibuprofen	▶ **Deltaran®**
Dexium®	Calciumdobesilat (Kapillarabdichtendes Mittel)
Dexketoprofen	▶ **Sympal®**

Dexpanthenol	▶ **Bepanthen®** ▶ **Corneregel®** ▶ **Marolderm®** ▶ **Nasicur®** ▶ **Pan-Ophtal®** ▶ **Pan Rhinol®** ▶ **Panthenol...®** ▶ **Panthogenat®** ▶ **Pelina®** ▶ **Siozwo SANA®**
Dextran	▶ **Promit®** ▶ **Rheomacrodex®**
Dextranomer	▶ **Debrisorb®**
Dextro O.G.T. Saft®	Stärkehydrolysat (Glucosetoleranztest)
Dextromethorphan	▶ **Arpha Hustensirup®** ▶ **Em-Eukal forte N®** ▶ **Hustenstiller ratiopharm®** ▶ **Neotussan®** ▶ **Tuss®** ▶ **Wick Formel 44®**
DHE-...®	Dihydroergotamin (Blutdrucksteigerndes Mittel, Migräne- mittel)
Diabesin®	Metformin (Blutzuckersenkendes Mittel)
Diabetase®	Metformin (Blutzuckersenkendes Mittel)
Diamicron®	Gliclazid (Blutzuckersenkendes Mittel)
Diamox®	Acetazolamid (Mittel bei erhöhtem Augeninnendruck)
Diarönt®	Colistin (Peptid-Anibiotikum)
Diastabol®	Miglitol (Blutzuckersenkendes Mittel)
Diazep®	Diazepam (Beruhigungsmittel)
Diazepam	▶ **Diazep®** ▶ **Diazepam...®** ▶ **Faustan®** ▶ **Lamra®** ▶ **Stesolid®**

	▶ **Tranquase®** ▶ **Valiquid®** ▶ **Valium®** ▶ **Valocordin®**
Diazepam…®	Diazepam (Beruhigungsmittel)
Diazoxid	▶ **Proglicem®**
Dibenzepin	▶ **Noveril®**
Dibenzyran®	Phenoxybenzamin (Mittel bei Phäochromozytomm, Mittel bei Blasenentleerungsstörungen)
Diblocin®	Doxazosin (Mittel bei Bluthochdruck)
DIBRO-BE®	Kaliumbromid (Mittel bei Epilepsie)
Dibromhydroxibenzolsulfonsäure	▶ **Norabromol N®**
Dichlorbenzylalkohol	▶ **Neo-angin®**
Diclac®	Diclofenac (Mittel bei Entzündungen und Rheuma, Schmerzmittel)
Diclo…®	Diclofenac (Mittel bei Entzündungen und Rheuma, Schmerzmittel)
Diclodoc®	Diclofenac (Mittel bei Entzündungen und Rheuma, Schmerzmittel)
Diclofenac	▶ **Allvoran®** ▶ **Delphinac®** ▶ **Diclac®** ▶ **Diclo…®** ▶ **Diclodoc®** ▶ **Diclofenac…®** ▶ **Diclofenbeta®** ▶ **Diclophlogont®** ▶ **Dolgit-Diclo®** ▶ **Duravolten®** ▶ **Effekton®** ▶ **Jenafenac®** ▶ **Lexobene®** ▶ **Monoflam®** ▶ **Myogit®** ▶ **Rewodina®**

	▶ **Sigafenac®** ▶ **SOLARAZE®** ▶ **Voltaren®**
Diclofenac...®	Diclofenac (Mittel bei Entzündungen und Rheuma, Schmerzmittel)
Diclofenamid	▶ **Diclofenamid®**
Diclofenamid®	Diclofenamid (Mittel bei erhöhtem Augeninnendruck)
Diclofenbeta®	Diclofenac (Mittel bei Entzündungen und Rheuma, Schmerzmittel)
Diclophlogont®	Diclofenac (Mittel bei Entzündungen und Rheuma, Schmerzmittel)
Dicloxacillin	▶ **InfectoStaph®**
Dicodid®	Hydrocodon (Hustenstillendes Mittel/BTM)
Diconpin®	Isosorbiddinitrat (Herzmittel)
Didanosin	▶ **Videx®**
Didronel®	Etidronsäure (Osteoporosemittel)
Didronel-Kit®	Calciumcarbonat + Etidronsäure (Osteoporosemittel)
Differin®	Adapalen (Aknemittel)
Diffusyl®	Cromoglicinsäure (Mittel zur Asthmavorbeugung)
Diflorason	▶ **Florone crinale®**
Diflucan®	Fluconazol (Mittel bei Pilzinfektionen)
Diflucortolon	▶ **Nerisona®**
Digacin®	Digoxin (Herzmittel, Digitalispräparat)
Digimed®	Digitoxin (Herzmittel, Digitalispräparat)
Digimerck®	Digitoxin (Herzmittel, Digitalispräparat)
Digitoxin	▶ **Coramedan®** ▶ **Digimed®**

	▶ **Digimerck®** ▶ **Digitoxin…®** ▶ **Digophton®**
Digitoxin…®	Digitoxin (Herzmittel, Digitalispräparat)
Dignodolin®	Flufenaminsäure (Rheumamittel)
Dignokonstant®	Nifedipin (Mittel bei Bluthochdruck, Mittel bei Erkrankung der Herzkranzgefäße)
Digophton®	Digitoxin (Herzmittel, Digitalispräparat)
Digostada®	Beta-Acetyldigoxin (Herzmittel, Digitalispräparat)
Digotab®	Beta-Acetyldigoxin (Herzmittel, Digitalispräparat)
Digox®	Beta-Acetyldigoxin (Herzmittel, Digitalispräparat)
Digoxin	▶ **Digacin®** ▶ **Digoxin…®** ▶ **Dilanacrin®** ▶ **Lanicor®** ▶ **Lenoxin®**
Digoxin…®	Digoxin (Herzmittel, Digitalispräparat)
Digoxin didier®	Beta-Acetyldigoxin (Herzmittel, Digitalispräparat)
Dihydergot®	Dihydroergotamin + Etilefrin-HCL (Blutdrucksteigerndes Mittel)
Dihydergot®	Etilefrin-HCL + Dihydroergotamin (Blutdrucksteigerndes Mittel)
Dihydralazin	▶ **Depressan®** ▶ **Nepresol®**
Dihydrocodein	▶ **Paracodein®** ▶ **Remedacen®** ▶ **Tiamon®**
Dihydroergocryptin	▶ **Almirid®** ▶ **Cripar®**
Dihydroergotamin	▶ **Agit depot®** ▶ **Angionorm®** ▶ **DET MS®** ▶ **DHE-…®**

	▶ **Dihytamin®** ▶ **Erganton®** ▶ **Ergomimet®** ▶ **Ergont®** ▶ **Ergotam®** ▶ **Verladyn®**
Dihydroergotamin + Etilefrin-HCL	▶ **Dihydergot®**
Dihydroergotoxin	▶ **Circanol®** ▶ **DCCK®** ▶ **Defluina®** ▶ **Ergodesit®** ▶ **Ergotox®** ▶ **Hydergin®** ▶ **Hydro-Cebral-ratiopharm®** ▶ **Orphol®** ▶ **Sponsin®**
Dihydrotachysterol	▶ **A.T. 10®** ▶ **Tachystin®**
Dihytamin®	Dihydroergotamin (Blutdrucksteigerndes Mittel, Migränemittel)
Diisopropylamin	▶ **Disotat®**
Dikaliumclorazepat	▶ **Tranxillium®**
Dilanacrin®	Digoxin (Herzmittel, Digitalispräparat)
Dilatrend®	Carvedilol (Herz-Kreislauf-Mittel, Betablocker)
Dilaudid®	Hydromorphon (Schmerzmittel/BTM)
Dilcoran®	Pentaerythrityltetranitrat (Mittel bei Erkrankung der Herzkranzgefäße)
Dilsal®	Diltiazem (Mittel bei Bluthochdruck, Mittel bei Erkrankung der Herzkranzgefäße)
Dil-Sanorania®	Diltiazem (Mittel bei Bluthochdruck, Mittel bei Erkrankung der Herzkranzgefäße)
Dilta®	Diltiazem (Mittel bei Bluthochdruck, Mittel bei Erkrankung der Herzkranzgefäße)

D

Diltabeta®	Diltiazem (Mittel bei Bluthochdruck, Mittel bei Erkrankung der Herzkranzgefäße)
Diltahexal®	Diltiazem (Mittel bei Bluthochdruck, Mittel bei Erkrankung der Herzkranzgefäße)
Diltapham®	Diltiazem (Mittel bei Bluthochdruck, Mittel bei Erkrankung der Herzkranzgefäße)
Diltaretard®	Diltiazem (Mittel bei Bluthochdruck, Mittel bei Erkrankung der Herzkranzgefäße)
Dilti®	Diltiazem (Mittel bei Bluthochdruck, Mittel bei Erkrankung der Herzkranzgefäße)
Diltiagamma®	Diltiazem (Mittel bei Bluthochdruck, Mittel bei Erkrankung der Herzkranzgefäße)
Diltiazem	▶ **Dilsal®** ▶ **Dil-Sanorania®** ▶ **Dilta®** ▶ **Diltabeta®** ▶ **Diltahexal®** ▶ **Diltapham®** ▶ **Diltaretard®** ▶ **Dilti®** ▶ **Diltiagamma®** ▶ **Diltiazem ...®** ▶ **Diltiuc®** ▶ **Dilzanton®** ▶ **Dilzem®** ▶ **Dilzicardin®**
Diltiazem ...®	Diltiazem (Mittel bei Bluthochdruck, Mittel bei Erkrankung der Herzkranzgefäße)
Diltiuc®	Diltiazem (Mittel bei Bluthochdruck, Mittel bei Erkrankung der Herzkranzgefäße)
Dilzanton®	Diltiazem (Mittel bei Bluthochdruck, Mittel bei Erkrankung der Herzkranzgefäße)

Dilzem®	Diltiazem (Mittel bei Bluthochdruck, Mittel bei Erkrankung der Herzkranzgefäße)
Dilzicardin®	Diltiazem (Mittel bei Bluthochdruck, Mittel bei Erkrankung der Herzkranzgefäße)
Dimaval (DMPS)®	Dimercaptopropansulfonsäure (Gegengift für Quecksilber und Blei)
Dimenhydrinat	▶ **Reisegold®** ▶ **Reisetabletten-ratiopharm®** ▶ **REISETABLETTEN STADA®** ▶ **RubieMen®** ▶ **Superpep®** ▶ **Vertigo-Vomex®** ▶ **Vomacur®** ▶ **Vomex A®**
Dimercaptopropansulfon-säure	▶ **Dimaval (DMPS)®** ▶ **DMPS®** ▶ **Mercuval®**
Dimethyfumarat + Ethyl-hydrogenfumarat	▶ **Fumaderm®**
Dimethylaminophenol	▶ **4-DMAP®**
Dimethylsulfoxid	▶ **Rheumabene®**
Dimeticon	▶ **Aegrosan®** ▶ **Ceolat®** ▶ **Dimeticon von ct®** ▶ **ILIO-FUNKTION®** ▶ **Kompensan Dimeticon®** ▶ **Meteosan®** ▶ **Sab simplex®Kautabletten** ▶ **Symadal®**
Dimeticon von ct®	Dimeticon (Mittel bei Blähungen)
Dimetinden	▶ **Fenistil®**
Dinoprost	▶ **MINPROSTIN®**
Dinoproston	▶ **Prepidil®** ▶ **Propess®**
Diosmin	▶ **Tovene®**
Diovan®	Valsartan (Mittel bei Bluthochdruck)
Dioxopromethazin	▶ **Prothanon®**

D

D

Dipentum®	Olsalazin (Mittel bei Colitis ulcerosa)
Dipeptamin®	Alanylglutamin (Mittel zur Aminosäurensubstitution)
Diphenhydramin	▶ **Benadryl®** ▶ **Dolestan®** ▶ **Dormutil** ▶ **Emesan®** ▶ **Halbmond-Tabletten®** ▶ **Hevert Dorm®** ▶ **Nervo OPT®** ▶ **RatioAllerg®Gel** ▶ **S. 8 Tabletten®** ▶ **Sediat®** ▶ **Beruhigungsmittel-Hevert®** ▶ **Sedopretten®** ▶ **Sleepia®** ▶ **Vivinox®**
Diphenylpyralin	▶ **Arbid®**
Diphos®	Etidronsäure (Mittel bei Morbus Paget)
Dipidolor®	Piritramid (Schmerzmittel/BTM)
Dipiperon®	Pipamperon (Mittel bei psychischen Erkrankungen, Schlafmittel)
Dipivefrin	▶ **D Epifrin®** ▶ **Glaucothil®**
Diprosis®	Betametason (Hautbehandlungsmittel, Kortisonpräparat)
Diprosone®	Betametason (Kortisonpräparat)
Dipyridamol	▶ **Curantyl®**
Disalunil®	Hydrochlorothiazid (Mittel bei Bluthochdruck, Harntreibendes Mittel)
Dismenol®	Ibuprofen (Schmerzmittel)
Diso-duriles®	Disopyramid (Mittel bei Herzrhythmusstörungen)
Disoprivan®	Propofol (Narkosemittel)

Disopyramid	▶ **Diso-duriles®** ▶ **Rythmodul®**
Disotat®	Diisopropylamin (Mittel bei Bluthochdruck)
Dispaclonidin®	Clonidin (Mittel bei erhöhtem Augeninnendruck)
Dispacromil®	Cromoglicinsäure (Mittel bei Bindehautentzündung)
Dispasan®	Hyaluronsäure (Mittel bei Augenoperationen)
Dispatim®	Timolol (Mittel bei erhöhtem Augeninnendruck)
Distigminbromid	▶ **Ubretid®**
Distraneurin®	Clomethiazol (Schlafmittel, Mittel bei Alkoholentzug)
Disulfiram	▶ **Antabus®**
Dithranol	▶ **MICANOL®**
Ditripentat-Heyl (DTPA)®	Calciumtrinatriumpentetat (Gegengift für Blei, Zink, Eisen, Mangan, Chrom, Plutonium u. a. radioaktive Metalle)
Diu-melusin®	Hydrochlorothiazid (Mittel bei Bluthochdruck)
Diuramid®	Acetazolamid (Mittel bei erhöhtem Augeninnendruck)
Diurapid®	Furosemid (Harntreibendes Mittel)
Diuretikum Verla®	Hydrochlorothiazid + Triamteren (Mittel bei Bluthochdruck, Harntreibendes Mittel)
Diursan®	Amilorid + Hydrochlorothiazid (Harntreibendes Mittel, Mittel bei Bluthochdruck)
Diutensat®	Hydrochlorothiazid + Triamteren (Mittel bei Bluthochdruck, Harntreibendes Mittel)
Divascan®	Iprazochrom (Migränemittel)
DL-Alphatocopherolhydrogensuccinat	▶ **Vitamin-E Dragees®**

D

DL-Lysinmonoacetylsalicylat	▶ **Aspisol®**
4-DMAP®	Dimethylaminophenol (Gegengift für Blausäure, Cyanide und Nitrile)
DMPS®	Dimercaptopropansulfonsäure (Gegengift für Quecksilber und Blei)
DNCG...®	Cromoglicinsäure (Asthmamittel, Mittel bei Allergien)
Dobendan®	Cetylpyridiumchlorid (Mund- und Rachendesinfektionsmittel)
Dobica®	Calciumdobesilat (Kapillarabdichtendes Mittel)
Dobutamin	▶ **Dobutamin...®**
Dobutamin...®	Dobutamin (Mittel bei Herzschwäche)
Docetaxel	▶ **Taxotere®**
Dociton®	Propanolol (Mittel bei Herzrhythmusstörungen, Betablocker)
Dogmatil®	Sulpirid (Mittel bei psychischen Erkrankungen, Mittel bei Schwindel)
Dolanaest®	Bupivacain (Mittel zur örtlichen Betäubung)
Dolantin®	Pethidin (Schmerzmittel/BTM)
Dolasetron	▶ **Anemet®**
Dolestan®	Diphenhydramin (Schmerzmittel)
Dolgit®	Ibuprofen (Rheumamittel, Schmerzmittel, Entzündungshemmendes Mittel, Fiebermittel)
Dolgit-Diclo®	Diclofenac (Mittel bei Entzündungen und Rheuma, Schmerzmittel)
Dolo sanol®	Ibuprofen (Schmerzmittel, Fiebermittel)
Dolodoc®	Ibuprofen (Schmerzmittel, Fiebermittel)

DoloPosterine N®	Cinochocain (Hämorrhoidenmittel)
DOLO-PUREN®	Ibuprofen (Schmerzmittel, Fiebermittel)
Dolormin für Frauen bei Menstruationbeschwerden mit Naproxen®	Naproxen (Mittel bei schmerzhafter Regelblutung)
Dolormin®	Ibuprofen (Schmerzmittel, Fiebermittel)
Dolo-Rubriment®	Hydroxyethylsalicylat (Rheumamittel, Mittel bei stumpfen Verletzungen)
Domidon®	Domperidon (Magen-Darm-Mittel)
Dominal®	Prothipendyl (Mittel bei psychischen Erkrankungen)
Domperidon	▶ **Domidon®** ▶ **Domperidon…®** ▶ **Motilium®**
Domperidon…®	Domperidon (Magen-Darm-Mittel)
Dona 200 S®	Glucosamin (Mittel bei Gonarthrose)
Donepezil	▶ **Aricept®**
Doneurin®	Doxepin (Mittel bei Depressionen)
Dontisanin®	Bromelaine (Abschwellendes Mittel)
Dontisolon D®	Prednisolon (Mittel bei Zahnfleischerkrankungen, Kortisonpräparat)
Dopacard®	Dopexamin (Mittel bei Herzschwäche)
Dopaflex®	Levodopa (Parkinsonmittel)
Dopamin	▶ **Dopamin…®**
Dopamin…®	Dopamin (Blutdrucksteigerndes Mittel)
Dopegyt®	Methyldopa (Mittel bei Bluthochdruck)
Dopergin®	Lisurid (Parkinsonmittel, Prolaktinhemmer)

D

Dopexamin	▶ **Dopacard®**
Doppelherz Vitamin E vita®	RRR-Alpha-Tocopherolacetat (Vitamin E)
Doppelherz Vitamin E®	RRR-Alpha-Tocopherol (Vitamin E)
Dopram®	Doxapram (Atemanregendes Mittel)
Doreperol®	Hexetidin (Mund- und Rachendesinfektionsmittel)
Dormalon Nitrazepam®	Nitrazepam (Schlafmittel)
Dormicum®	Midazolam (Schlafmittel)
DORMO-PUREN®	Nitrazepam (Schlafmittel)
Dormutil®	Diphenhydramin (Schlafmittel)
Dornase alfa	▶ **Pulmozyme®**
Dorocoff-Paracetamol®	Paracetamol (Schmerzmittel, Fiebermittel)
Doryl®	Carbachol (Mittel bei Harnverhalt)
Dorzolamid	▶ **Trusopt®**
Doss®	Alfacalcidol (Osteoprosemittel, Kalziumstoffwechsel-regulator)
Dostinex®	Cabergolin (Prolaktinhemmer)
Dosulepin	▶ **Idom®**
Doxacor®	Doxazosin (Mittel bei Bluthochdruck)
Doxagamma®	Doxazosin (Mittel bei Bluthochdruck)
DOXAKNE®	Doxycyclin (Tetrazyklin-Antibiotikum)
Doxamax®	Doxazosin (Mittel bei Bluthochdruck, Urologisches Mittel)
Doxapram	▶ **Dopram®**
DOXA-PUREN®	Doxazosin (Mittel bei Bluthochdruck)

Doxazomerck®	Doxazosin (Mittel bei Bluthochdruck, Prostatamittel)
Doxazosin	▶ **Alfamedin®** ▶ **Cardular®** ▶ **Diblocin®** ▶ **Doxacor®** ▶ **Doxagamma®** ▶ **Doxamax®** ▶ **DOXA-PUREN®** ▶ **Doxazomerck®** ▶ **Doxazosin...®** ▶ **Jutalar®** ▶ **Uriduct®**
Doxazosin...®	Doxazosin (Mittel bei Bluthochdruck, Prostatamittel)
Doxepia®	Doxepin (Mittel bei Depressionen)
Doxepin	▶ **Aponal®** ▶ **Doneurin®** ▶ **Doxepia®** ▶ **Doxepin...®** ▶ **Espadox®** ▶ **Mareen®** ▶ **Sinquan®**
Doxepin...®	Doxepin (Mittel bei Depressionen)
DOXO-cell®	Doxorubicin (Mittel bei Krebserkrankungen)
Doxorubicin	▶ **Adriblastin®** ▶ **Adrimedac®** ▶ **DOXO-cell®** ▶ **Doxorubicin...®** ▶ **Myocet®** ▶ **Ribodoxo-L®**
Doxorubicin...®	Doxorubicin (Mittel bei Krebserkrankungen)
Doxy...®	Doxycyclin (Tetrazyklin-Antibiotikum)
Doxycyclin	▶ **Antodox®** ▶ **Azudoxat®** ▶ **Clinofug®** ▶ **DOXAKNE®** ▶ **Doxy...®**

	▶ **Doxycyclin...®** ▶ **Doxyderma®** ▶ **Doxydoc®** ▶ **Doxyhexal®** ▶ **Doxymerck®** ▶ **Doxymono®** ▶ **Jenacyclin®** ▶ **Mespafin®** ▶ **Sigadoxin®** ▶ **Supracyclin®** ▶ **Vibramycin®** ▶ **Vibravenös®**
Doxycyclin...®	Doxycyclin (Tetrazyklin-Antibiotikum)
Doxyderma®	Doxycyclin (Tetrazyklin-Antibiotikum)
Doxydoc®	Doxycyclin (Tetrazyklin-Antibiotikum)
Doxyhexal®	Doxycyclin (Tetrazyklin-Antibiotikum)
Doxylamin	▶ **Gittalun®** ▶ **Hewedormir®** ▶ **Hoggar®** ▶ **Mereprine®** ▶ **Munleit®** ▶ **SchlafTabs®** ▶ **Sedaplus®**
Doxymerck®	Doxycyclin (Tetrazyklin-Antibiotikum)
Doxymono®	Doxycyclin (Tetrazyklin-Antibiotikum)
Dreisacarb®	Calciumcarbonat (Phosphatbinder)
Dreisafer®	Eisensulfat (Mittel bei Eisenmangel)
DreisaFol®	Folsäure (Mittel bei Folsäuremangel)
Dridase®	Oxybutynin (Mittel bei Blasenfunktionsstörung)
Drix Bisacodyl®	Bisacodyl (Abführmittel)
Dropropizin	▶ **Larylin-Husten Stiller®**

Drospirenon	▶ **Petibelle®** ▶ **Yasmin®**
Drotrecogin alfa	▶ **Xigris®**
Drylin®	Sulfamethoxazol + Trimethoprim (Sulfonamid-Antibiotikum)
Dulcolax NP®	Natriumpicosulfat (Abführmittel)
Dulcolax®	Bisacodyl (Abführmittel)
Duofem®	Levonorgestrel (Mittel zur Schwangerschaftsverhütung)
Duolip®	Etofyllin clofibrat (Blutfettsenkendes Mittel)
DuoVisc®	Chondrotinschwefelsäure (Mittel bei Augenoperationen)
Duphaston®	Dydrogesteron (Mittel bei Corpus-luteum Insuffizienz)
Dura AL®	Allopurinol (Mittel bei erhöhter Harnsäure)
Durabronchial®	Acetylcystein (Schleimlösendes Mittel)
Duracoron®	Molsidomin (Mittel bei Erkrankung der Herzkranz- gefäße)
Duracroman®	Cromoglicinsäure (Mittel bei Allergien)
Duradermal®	Bufexamac (Entzündungshemmendes Mittel)
Duradiuret®	Hydrochlorothiazid + Triamteren (Mittel bei Bluthochdruck, Harntreiben- des Mittel)
Durafenat®	Fenofibrat (Blutfettsenkendes Mittel)
Durafungol®	Clotrimazol (Mittel bei Pilzinfektionen)
Durafurid®	Furosemid (Harntreibendes Mittel)
Duraglucon®	Glibenclamid (Blutzuckersenkendes Mittel)

D

DuraH2®	Cimetidin (Mittel zur Unterdrückung der Magensäuresekretion)
Duralipon®	Alpha-Liponsäure (Mittel bei Polyneuropathie)
Duralopid®	Loperamid (Mittel bei Durchfall)
Duralozam®	Lorazepam (Beruhigungsmittel)
Duramipress®	Prazosin (Mittel bei Bluthochdruck)
Duramonitat®	Isosorbidmononitrat (Herzmittel)
Duramucal®	Ambroxol (Schleimlösendes Mittel)
Duranifin®	Nifedipin (Mittel bei Bluthochdruck und Erkrankung der Herzkranzgefäße)
Duranitrat®	Isosorbiddinitrat (Herzmittel)
Durapental®	Pentoxyfyllin (Mittel bei Durchblutungsstörungen)
Duraphat®	Natriumfluorid (Mittel zur Kariesvorbeugung)
Duraphyllin®	Theophyllin (Bronchienerweiterndes Mittel)
Durapindol®	Pindolol (Mittel bei Bluthochdruck, Mittel bei Erkrankung der Herzkranzgefäße)
Durapirox®	Piroxicam (Mittel bei Arthritis, Mittel bei Gicht)
Duraprednisolon®	Prednisolon (Kortisonpräparat)
Durarese®	Amilorid + Hydrochlorothiazid (Harntreibendes Mittel, Mittel bei Bluthochdruck)
Durasoptin®	Verapamil (Mittel bei Bluthochdruck, Herzrhythmusstörungen und Erkrankung der Herzkranzgefäße)

Duraspiron®	Spironolacton (Harntreibendes Mittel, Aldosteronantagonist)
Duratenol®	Atenolol (Herz-Kreislauf-Mittel)
Duraultra®	Actinoquinol (Lichtschutzmittel, Augenheilmittel)
Duravolten®	Diclofenac (Mittel bei Entzündungen und Rheuma, Schmerzmittel)
Durazanil®	Bromazepam (Beruhigungsmittel)
Durazepam®	Oxazepam (Beruhigungsmittel)
Durogesic®	Fentanyl (Schmerzmittel/BTM)
Dusodril®	Naftidrofuryl (Mittel bei Durchblutungsstörungen)
Duspatal®	Mebeverin (Mittel bei Reizdarm)
Dydrogesteron	▶ **Duphaston®**
Dynacil®	Fosinopril (Mittel bei Bluthochdruck, Mittel bei Herzschwäche)
Dynastat®	Parecoxib (Schmerzmittel)
Dynexan Herpescreme®	Aciclovir (Mittel bei Herpesinfektionen)
Dynexan Zahnfleischtropfen®	Aluminiumformiat (Mittel bei Entzündungen in der Mundhöhle)
Dynexan-Mundgel®	Lidocain (Mittel zur örtlichen Betäubung)
Dynorm®	Cilazapril (Mittel bei Bluthochdruck)
Dysmenalgit®	Naproxen (Schmerzmittel)
Dysurgal®	Atropin (Krampflösendes Mittel)
Dytide H®	Hydrochlorothiazid + Triamteren (Mittel bei Bluthochdruck, Harntreibendes Mittel)

E

E

Eatan N®	Nitrazepam (Schlafmittel)
Ebastel®	Ebastin (Mittel bei Allergien)
Ebastin	▶ **Ebastel®**
Ebenol®	Hydrocortisonacetat (Hautbehandlungsmittel, Kortison-präparat)
Ebixa®	Memantin (Mittel bei Morbus Alzheimer)
Ebrantil®	Urapidil (Mittel bei Bluthochdruck)
Echovist®	Galactose (Diagnosehilfsmittel)
Echte Sodener Mineral Pastillen®	Mineralsalze, künstliche (Mund- und Rachenmittel)
Ecolicin®	Colistimethat-Natrium (Peptid-Antibiotikum)
Econalzol	▶ **Epi-Pevaryl®** ▶ **Gyno-Pevaryl®**
Ecural®	Mometasonfuorat $_1H_2O$ (Hautbehandlungsmittel, Kortison-präparat)
Edronax®	Reboxetin (Mittel bei Depressionen)
Efasit med Fußpilz...®	Clotrimazol (Mittel bei Pilzinfektionen)
Efavirenz	▶ **SUSTIVA®**
Efektolol®	Propanolol (Mittel bei Bluthochdruck, Erkrankung der Herzkranzgefäße, Migräne, Tremor, Herzrhythmusstörungen)
Eferox®	Levothyroxinnatrium (Mittel bei Schilddrüsenüberfunktion)
Effekton®	Diclofenac (Mittel bei Entzündungen und Rheuma, Schmerzmittel)

Efflumidex®	Fluorometholon (Augenheilmittel, Kortisonpräparat)
Effortil®	Etilefrin (Blutdrucksteigerndes Mittel)
Eftapan®	Eprazinon (Mittel bei Reizhusten)
Efudix®	Fluorouracil (Mittel bei Krebserkrankungen)
EinsAlpha®	Alfacalcidol (Kalziumstoffwechselregulator)
Eisen Sandoz®	Eisengluconat (II) (Mittel bei Eisenmangel)
Eisen(III)hydroxiddex-trankomplex	▶ **CosmoFer®**
Eisenaspartat	▶ **Spartocine®**
Eisenchlorid (II)	▶ **Vitaferro®**
Eisenchlorid (III)	▶ **Tracitrans plus®**
Eisendragees ratio-pharm®	Eisensulfat (Mittel bei Eisenmangel)
Eisenfumarat	▶ **Ferrum Hausmann® Retardkapseln** ▶ **Rulofer®N**
Eisengluconat (II)	▶ **Eisen Sandoz®** ▶ **Ferrum Verla®** ▶ **Lösferron®** ▶ **Rulofer®G** ▶ **Vitaferro®**
Eisengluconat (III)	▶ **Ferrlecit i. v.®**
Eisenglycinsulfat	▶ **Ferro sanol®**
Eisenhexacyanoferrat	▶ **Antidotum Thallii-Heyl®** ▶ **Radiogardase-Cs®**
Eisensuccinat	▶ **Ferrlecit 2®**
Eisensulfat	▶ **Aktiferrin®** ▶ **Ceferro®** ▶ **Dreisafer®** ▶ **Eisendragees ratiopharm®** ▶ **Eisensulfat….®** ▶ **Eryfer®** ▶ **Ferrogamma®** ▶ **FERROinfant®** ▶ **Hämatopan®** ▶ **Haemoprotect®**

	▶ **Kendural®** ▶ **Plastufer®** ▶ **Tardyferon®** ▶ **Vitaferro®**
Eisensulfat....®	Eisensulfat (Mittel bei Eisenmangel)
Ektebin®	Protionamid (Tuberkulosemittel)
Elacur hot®	Propylnicotinat (Mittel zur örtlichen Wärmebehandlung)
Elacutan®	Harnstoff (Hautbehandlungsmittel)
Elantan®	Isosorbidmononitrat (Mittel bei Erkrankung der Herzkranzgefäße und Herzschwäche)
Elbrol®	Propanolol (Mittel bei Bluthochdruck, Erkrankung der Herzkranzgefäße, Migräne, Tremor, Herzrhythmusstörungen)
Elcrit®	Clozapin (Mittel bei psychischen Erkrankungen)
ELDISINE®	Vindesin (Mittel bei Krebserkrankungen)
Eletriptan	▶ **Relpax®**
Elex Verla E®	RRR-Alpha-Tocopherol (Vitamin E)
Ellatun®	Tramazolin (Schnupfenmittel)
Ell-Cranell alpha®	Alfatradiol (Hautbehandlungsmittel)
Ellsurex®	Selendisulfid (Hautbehandlungsmittel)
Elmetacin®	Indometacin (Mittel bei Verletzungen)
Elobact®	Cefuroxim (Cefalosporin-Antibiotikum)
ELOXATIN®	Oxaliplatin (Mittel bei Krebserkrankungen)
Elroquil®	Hydroxyzin (Beruhigungsmittel, Mittel bei Allergien)
Elugan®	Simeticon (Mittel bei Blähungen)

Elutit-Calcium®	Polystyroldivinylbenzolsulfonsäure (Mittel bei erhöhtem Kalium)
Elutit-Natrium®	Polystyroldivinylbenzolsulfonsäure (Mittel bei erhöhtem Kalium)
Elyzol®	Metronidazol (Antibiotikum)
Elzogram®	Cefazolin (Cefalosporin-Antibiotikum)
Emadine®	Emedastin (Augenheilmittel bei Allergien)
Emasex A®	Bamethan (Mittel bei Impotenz)
EMB…®	Ethambutol (Tuberkulosemittel)
Embial®	Alpha-Tocopherolacetat (Vitamin E)
Emedastin	▶ **Emadine**
Emesan®	Diphenhydramin (Brechreizstillendes Mittel, Mittel bei Schwindel)
Em-Eukal forte N®	Dextromethorphan (Hustenstillendes Mittel)
Em-eukal Nasenspray Mono®	Oxymetazolin (Schnupfenmittel)
Eminase®	Anistreplase (Fibrinauflösendes Mittel bei Herzinfarkt)
Emovate®	Clobetason (Hautbbehandlungsmittel, Kortisonpräparat)
Ena…®	Enalapril (Mittel bei Bluthochdruck, Mittel bei Herzschwäche)
Enabeta®	Enalapril (Mittel bei Bluthochdruck, Mittel bei Herzschwäche)
Enadura®	Enalapril (Mittel bei Bluthochdruck, Mittel bei Herzschwäche)
Enahexal®	Enalapril (Mittel bei Bluthochdruck, Mittel bei Herzschwäche)

Enal®	Enalapril (Mittel bei Bluthochdruck, Mittel bei Herzschwäche)
Enalagamma®	Enalapril (Mittel bei Bluthochdruck, Mittel bei Herzschwäche)
Enalapril	▶ **Benalapril®** ▶ **Corvo®** ▶ **Ena…®** ▶ **Enabeta®** ▶ **Enadura®** ▶ **Enahexal®** ▶ **Enal®** ▶ **Enalagamma®** ▶ **Enalapril…®** ▶ **Enalind®** ▶ **Pres®** ▶ **Xanef®**
Enalapril…®	Enalapril (Mittel bei Bluthochdruck, Mittel bei Herzschwäche)
Enalaprilat	▶ **Pres i. v.®** ▶ **Xanef i. v.®**
Enalind®	Enalapril (Mittel bei Bluthochdruck, Mittel bei Herzschwäche)
Enbrel®	Etanercept (Rheumamittel)
Encephabol®	Pyritinol (Mittel bei Gehirnleistungsstörungen)
Endac®	Carteolol (Mittel bei Bluthochdruck, Erkrankung der Herzkranzgefäße, Herzrhythmusstörungen)
Endiaron®	Loperamid (Mittel bei Durchfall)
ENDOBULIN®	Immunglobulin, human (Mittel zur Vorbeugung und Behandlung von Infektionen)
Endo-Paractol®	Simeticon (Magen-Darm-Mittel zur Untersuchungsvorbereitung)

Endoxan®	Cyclophosphamid (Mittel bei Krebserkrankungen)
Enelfa®	Paracetamol (Schmerzmittel, Fiebermittel)
Enfluran	▶ **Ethrane®**
Enoxacin	▶ **Enoxor®**
Enoxaparin	▶ **Clexane®**
Enoximon	▶ **Perfan®**
Enoxor®	Enoxacin (Mittel bei Infektionen, Chemotherapeutikum)
Entacapon	▶ **Comtess®**
Entero-Teknosal®	Siliciumdioxid (Magen-Darm-Mittel)
Entocort®	Budenosid (Mittel bei Morbus Crohn und Colitis ulcerosa, Kortisonpräparat)
Epanutin®	Phenytoin (Mittel bei Epilepsie)
Epaq®	Salbutamol (Bronchienerweiterndes Mittel)
Ephynal vital®	RRR-Alpha-Tocopherol (Vitamin E)
EPI-cell®	Epirubicin (Mittel bei Krebserkrankungen)
Epicordin®	Captopril (Mittel bei Bluthochdruck, Mittel bei Herzschwäche)
Epidropal®	Allopurinol (Mittel bei erhöhter Harnsäure)
Epinephrin	▶ **Arenalin…®** ▶ **Fastjekt®** ▶ **Infectokrupp®** ▶ **Suprarenin®**
Epi-Pevaryl®	Econalzol (Mittel bei Pilzinfektionen)
Epirubicin	▶ **EPI-cell®** ▶ **FARMORUBICIN®**
Epivir®	Lamivudin (HIV-Medikament)

Eplonat®	RRR-Alpha-Tocopherol (Vitamin E)
Epoetin alfa	▶ **EPREX®** ▶ **ERYPO®** ▶ **Neo-Recormon®**
Eprazinon	▶ **Eftapan®**
EPREX®	Epoetin alfa (Mittel bei Blutarmut)
Eprosartan	▶ **Teveten mono®**
Eptacog alfa, aktiviert	▶ **NovoSeven®**
Eptifibatid	▶ **Integrilin®**
Equasym®	Methylphenidat (Mittel bei ADHS/BTM)
Equilibrin®	Amitryptilinoxid (Mittel bei Depressionen)
Eraxil®	Crotamiton (Mittel bei Krätze)
Eremfat®	Rifampicin (Tuberkulosemittel)
Ergamisol®	Levamisol (Mittel zur Beeinflussung des Immunsystems bei Tumoren)
Erganton®	Dihydroergotamin (Blutdrucksteigerndes Mittel, Migränemittel)
Ergenyl®	Valproinsäure (Mittel bei Epilepsie)
Ergobel®	Nicergolin (Mittel bei Gehirnleistungsstörungen)
Ergocalm®	Lormetazepam (Schlafmittel)
Ergodesit®	Dihydroergotoxin (Gefäßerweiterndes Mittel, Mittel bei Altershochdruck)
Ergo-Kranit®	Ergotamin (Migränemittel)
Ergomimet®	Dihydroergotamin (Blutdrucksteigerndes Mittel, Migränemittel)
Ergont®	Dihydroergotamin (Blutdrucksteigerndes Mittel, Migränemittel, Mittel bei Krampfadern)

Ergo-sanol®	Ergotamin (Migränemittel)
Ergotam®	Dihydroergotamin (Blutdrucksteigerndes Mittel, Migräne-mittel, Mittel bei Krampfadern)
Ergotamin	▶ **Ergo-Kranit®** ▶ **Ergo-sanol®**
Ergotox®	Dihydroergotoxin (Mittel bei Gehirnleistungsstörungen)
Ertapenem	▶ **INVANZ®**
Erwinase®	Asparaginase (Mittel zur krebshemmenden Kombinati-onsbehandlung)
Ery 500®	Erythromycin (Antibiotikum)
Ery-...®	Erythromycin (Antibiotikum)
Eryaknen®	Erythromycin (Antibiotikum)
Erybeta®	Erythromycin (Antibiotikum)
ERYCINUM®	Erythromycin (Antibiotikum)
ERYDERMEC®	Erythromycin (Antibiotikum)
Eryfer®	Eisensulfat (Mittel bei Blutarmut)
Eryhexal®	Erythromycin (Antibiotikum)
ERYPO®	Epoetin alfa (Mittel bei Blutarmut)
Erysec®	Erythromycin (Antibiotikum)
Erythro...®	Erythromycin (Antibiotikum)
Erythrocin...®	Erythromycin (Antibiotikum)
Erythrogenat®	Erythromycin (Antibiotikum)
Erythromycin	▶ **Akne Cordes®** ▶ **Aknederm Ery®** ▶ **Aknefug-EL®**

	▶ **Aknemycin®** ▶ **Ery 500®** ▶ **Eryaknen®** ▶ **Erybeta®** ▶ **ERYCINUM®** ▶ **ERYDERMEC®** ▶ **Ery-…®** ▶ **Eryhexal®** ▶ **Erysec®** ▶ **Erythro…®** ▶ **Erythrocin…®** ▶ **Erythrogenat®** ▶ **Erythromycin…®** ▶ **Hydrodermed Ery®** ▶ **Inderm®** ▶ **Infectomycin®** ▶ **Karex-Wolff®** ▶ **Monomycin®** ▶ **Paediathrocin®** ▶ **Sanasepton®** ▶ **Stiemycine®**
Erythromycin…®	Erythromycin (Antibiotikum)
Esclama®	Nimorazol (Mittel bei Infektionen, Chemotherapeutikum)
Escor®	Nilvadipin (Mittel bei Bluthochdruck)
Esidrix®	Hydrochlorothiazid (Mittel bei Bluthochdruck, Harntreibendes Mittel)
Eskazole®	Albendazol (Wurmmittel)
Esketamin	▶ **Ketanest S®**
Esmeron®	Rocuroniumbromid (Muskelentspannendes Mittel)
Esmolol	▶ **Brevibloc®**
Esomeprazol	▶ **Nexium®**
Espa-dorm®	Zolpidem (Schlafmittel)
Espadox®	Doxepin (Mittel bei Depressionen)

Espa-formin®	Metformin (Blutzuckersenkendes Mittel)
Espa-lepsin®	Carbamazepin (Mittel bei Epilepsie)
Espa-lipon®	Alpha-Liponsäure (Mittel bei Polyneuropathie)
Espa-moxin®	Amoxicillin (Breitbandpenicillin)
Espa-valept®	Valproinsäure (Mittel bei Epilepsie)
Esprenit®	Ibuprofen (Rheumamittel, Schmerzmittel, Entzündungshemmendes Mittel, Fiebermittel)
Espumisan®	Simeticon (Mittel bei Blähungen)
Essaven®	Heparin (Gerinnungshemmendes Mittel, Venenbehandlungsmittel)
Essitol®	Aluminiumacetattartrat (Mittel bei Prellungen, Verstauchungen und Schweißbildung)
Estrabeta®	Estradiol (Estrogen)
Estracyt®	Estramustin (Mittel bei Krebserkrankungen)
Estraderm®	Estradiol (Estrogen)
Estradiol	▶ **AERODIOL®** ▶ **Cutanum®** ▶ **Dermestril®** ▶ **Estrabeta®** ▶ **Estraderm®** ▶ **Estradiol…®** ▶ **Estradot®** ▶ **Estramon®** ▶ **Estreva®** ▶ **Estrifam®** ▶ **ESTRING®** ▶ **Estronorm®** ▶ **Evorel®** ▶ **Fem7®** ▶ **Femoston®** ▶ **Gynokadin-Gel®**

	▶ **GynPolar®** ▶ **Linoladiol®** ▶ **Menorest®** ▶ **Sandrena®** ▶ **Sisare®** ▶ **Tradelia®** ▶ **Vagifem®**
Estradiolvalerat	▶ **Gynokadin®** ▶ **Merimono®** ▶ **Progynon-Depot®** ▶ **Progynova®**
Estradiol . . .®	Estradiol (Estrogen)
Estradot®	Estradiol (Estrogen)
Estradurin®	Polyestradiolphosphat (Estrogen)
Estramon®	Estradiol (Estrogen)
Estramustin	▶ **Cellmustin®** ▶ **Estracyt®** ▶ **Estramustin®** ▶ **Multosin®** ▶ **Prostamustin®**
Estramustin®	Estramustin (Mittel bei Krebserkrankungen)
Estreva®	Estradiol (Estrogen)
Estrifam®	Estradiol (Estrogen)
ESTRING®	Estradiol (Estrogen)
Estriol	▶ **Cordes Estriol®** ▶ **Estriol . . .®** ▶ **Gynäsan®** ▶ **OeKolp®** ▶ **Oestro-Gynaedron®** ▶ **Ortho-Gynest®** ▶ **Ovestin®** ▶ **Synapause®** ▶ **Xapro®**
Estriol . . .®	Estriol (Estrogen)

Estrogene, konjugierte	▶ **Climarest®** ▶ **Femavit®** ▶ **Oestrofeminal®** ▶ **Presomen®** ▶ **Transannon®**
Estronorm®	Estradiol (Estrogen)
Etacrynsäure	▶ **Hydromedin®**
Etanercept	▶ **Enbrel®**
Ethacridin	▶ **Rivanol®** ▶ **Metifex®** ▶ **Neochinosol®** ▶ **Uroseptol®**
Ethambutol	▶ **EMB...®** ▶ **Myambutol®**
Ethanol	▶ **Alkohol-Konzentrat Braun®**
Ether	▶ **Hoffmannstropfen®**
Ethinylestradiol	▶ **Ethinylestradiol...®** ▶ **Progynon C®** ▶ **Turisteron®**
Ethinylestradiol...®	Ethinylestradiol (Estrogen)
Ethosuximid	▶ **Petnidan®** ▶ **Suxilep®** ▶ **Suxinutin®**
Ethrane®	Enfluran (Inhalationsnarkosemittel)
Ethylhydrogenfumarat + Dimethyfumarat	▶ **Fumaderm®**
Ethyol®	Amifostin (Zellschützendes Mittel)
Etidronat®	Etidronsäure (Mittel bei Osteoporose)
Etidronsäure	▶ **Didronel®** ▶ **Diphos®** ▶ **Etidronat®**
Etidronsäue + Calcium-carbonat	▶ **Didronel-Kit®**
Etil...®	Etilefrin (Blutdrucksteigerndes Mittel)

Etilefrin®	▶ **Adrenam®** ▶ **Bioflutin®** ▶ **Cardanat®** ▶ **Effortil®** ▶ **Etil…®** ▶ **Etilefrin…®** ▶ **ETI-PUREN®** ▶ **Thomasin®**
Etilefrin…®	Etilefrin (Blutdrucksteigerndes Mittel)
Etilefrin-HCL + Dihydro-ergotamin	▶ **Dihydergot®**
ETI-PUREN®	Etilefrin (Blutdrucksteigerndes Mittel)
ETO CS®	Etoposid (Mittel bei Krebserkrankungen)
Etofenamat	▶ **Algesalona®** ▶ **Rheuma-Gel-ratiopharm®** ▶ **Rheumon®** ▶ **Traumon®**
Etofibrat	▶ **Lipo-Merz-retard®**
Etofyllinclofibrat	▶ **Duolip®**
Eto-GRY®	Etoposid (Mittel bei Krebserkrankungen)
Etomedac®	Etoposid (Mittel bei Krebserkrankungen)
Etomidat	▶ **Etomidat-Lipuro®** ▶ **Hypnomidate®**
Etomidat-Lipuro®	Etomidat (i. v. Schlafmittel)
E-Tonil®	RRR-Alpha-Tocopherol (Vitamin E)
Etonogestrel	▶ **Implanon®**
Etopophos®	Etoposid (Mittel bei Krebserkrankungen)
Etoposid	▶ **ETO CS®** ▶ **Eto-GRY®** ▶ **Etomedac®** ▶ **Etopophos®** ▶ **Exitop®** ▶ **Onkoposid®** ▶ **Riboposid®** ▶ **Vepesid®**

Etrat Sportgel®	Hydroxyethylsalicylat (Mittel bei stumpfen Verletzungen)
Eubiol®	Argininaspartat (Mittel bei Lebererkrankungen)
Eubiolac®	Milchsäure (Mittel bei Ausfluß)
Eucerin Salbe 10 % Urea®	Harnstoff (Hautbehandlungsmittel)
Eudorlin®	Ibuprofen (Schmerzmittel, Fiebermittel)
Euflat E®	Pankreas Pulver (Darmwirksames Enzym)
Eugalac®	Lactulose (Abführmittel, Mittel bei Lebererkrankungen)
Euglucon®	Glibenclamid (Blutzuckersenkendes Mittel)
Eunerpan®	Melperon (Mittel bei Schlafstörungen und psychischen Erkrankungen)
Euphylong®	Theophyllin (Bronchienerweiterndes Mittel)
Euplix®	Paroxetin (Mittel bei psychischen Erkrankungen)
Eusaprim®	Sulfamethoxazol + Trimethoprim (Sulfonamid-Antibiotikum)
Eusedon mono®	Promethazin (Mittel bei Allergien, Unruhezuständen,Mittel bei Übelkeit und Erbrechen)
Eusovit 300®	RRR-Alpha-Tocopherolacetat (Vitamin E)
Eusovit®	RRR-Alpha-Tocopherol (Vitamin E)
Euspirax®	Cholintheophyllinat (Asthmamittel)
Euthyrox®	Levothyroxinnatrium (Schilddrüsenmittel)
E-Vicotrat®	Alpha-Tocopherolacetat (Vitamin E)
Evion®	Alpha-Tocopherolacetat (Vitamin E)

Evista®	Raloxifen (Osteoporosemittel)
E-Vitamin...®	RRR-Alpha-Tocopherol (Vitamin E)
E-Vitamin-ratiopharm®	Alpha-Tocopherolacetat (Vitamin E)
Evitocor®	Atenolol (Mittel bei Bluthochdruck, Herz-Kreislauf-Mittel)
Evorel®	Estradiol (Estrogen)
Exelon®	Rivastigmin (Mittel bei Alzheimer-Demenz)
Exemestan	▶ **Aromasin®**
Exitop®	Etoposid (Mittel bei Krebserkrankungen)
Exoderil®	Naftifin (Mittel bei Pilzinfektionen)
Expafusin®	Hydroxyethylstärke (Volumenersatzmittel)
Expit®	Ambroxol (Schleimlösendes Mittel)
Exrheudon®	Phenylbutazon (Rheumamittel)
Extin N®	Ammoniumchlorid (Mittel zur Harnsäuerung)
Extraneal®	Icodextrin (Lösung zur Peritonealdialyse)

F

F

Fabrazyme®	Algalsidase beta (Enzym-Ersatzmittel bei Fabry-Syndrom)
FADUL®	Famotidin (Mittel zur Unterdrückung der Magen-säuresekretion)
Fagusan®	Guaifenesin (Schleimlösendes Mittel)
FAKTOR VII S-TIM®	Blutgerinnungsfaktor VII (Mittel Faktor VII Mangel)
Faktor VIII SDH INTERSERO®	Blutgerinnungsfaktor VIII vom Menschen (Mittel bei Faktor VIII Mangel, Hämophilie A)
Falicard®	Verapamil (Mittel bei Bluthochdruck, Herzrhythmusstörungen und Erkrankung der Herzkranzgefäße)
Falimint®	Acetylaminonitropropoxybenzen (Mittel bei Erkrankungen und Untersuchungen im Mund-Rachenraum)
Falithrom®	Phenprocoumon (Gerinnungshemmendes Mittel)
Falitonsin®	Atenolol (Mittel bei Bluthochdruck, Herz-Kreislauf-Mittel)
Famiclovir	▶ **Famvir®**
Famo®	Famotidin (Mittel zur Unterdrückung der Magen-säuresekretion)
Famobeta®	Famotidin (Mittel zur Unterdrückung der Magen-säuresekretion)
Famonerton®	Famotidin (Mittel zur Unterdrückung der Magen-säuresekretion)
Famotidin	▶ **FADUL®** ▶ **Famo®** ▶ **Famobeta®**

	▶ **Famonerton®** ▶ **Famotidin...®** ▶ **Pepcid akut®** ▶ **Pepdul®**
Famotidin...®	Famotidin (Mittel zur Unterdrückung der Magen-säuresekretion)
Famvir®	Famiclovir (Mittel bei Herpesinfektionen)
Fango	▶ **Fangotherm®**
Fangotherm®	Fango (Mittel zur örtlichen Wärmebehandlung)
Fanhdi®	Blutgerinnungsfaktor VIII vom Menschen (Mittel bei Faktor VIII Mangel, Hämophilie A)
Fareston®	Toremifen (Mittel bei Krebserkrankungen)
Farial®	Indanazolin (Schnupfenmittel)
Farlutal®	Medroxyprogesteron (Mittel bei hormonabhängigen Tumoren)
FARMISTIN®	Vincristin (Mittel bei Krebserkrankungen)
Farmitrexat®	Methotrexat (Mittel bei Krebserkrankungen)
FARMORUBICIN®	Epirubicin (Mittel bei Krebserkrankungen)
Fastjekt®	Epinephrin (Blutdrucksteigerndes Mittel)
Fasturtec®	Rasburicase (Mittel bei erhöhter Harnsäure)
Faustan®	Diazepam (Beruhigungsmittel)
Favistan®	Thiamazol (Mittel bei Schilddrüsenüberfunktion)
Favorex®	Sotalol (Mittel bei Herzrhythmusstörungen)
Febichol®	Fenipentol (Mittel zur Beeinflussung des Galle-flusses)
Febuprol	▶ **Valbil®**

FEIBA S-TIM®	Plasmaprotein, human mit Faktor VIII-Inhibitorbypassaktivität (Mittel bei Gerinnungsfaktorenmangel)
Felbamat	▶ **Taloxa®**
Felbinac	▶ **Spalt Schmerz Gel®**
Felden®	Piroxicam (Schmerzmittel, Rheumamittel)
Felocor®	Felodipin (Mittel bei Bluthochdruck)
Felodipin	▶ **Felocor®** ▶ **Felodipin...®** ▶ **FELO-PUREN®** ▶ **Modip®** ▶ **Munobal®**
Felodipin...®	Felodipin (Mittel bei Bluthochdruck)
FELO-PUREN®	Felodipin (Mittel bei Bluthochdruck)
Fem7®	Estradiol (Estrogen)
Femara®	Letrozol (Mittel bei Krebserkrankungen)
Femavit®	Estrogene, konjugierte (Estrogen)
Femisanit®	Folsäure (Mittel bei Folsäuremangel)
Femoston®	Estradiol (Estrogen)
Fempress®	Moexipril (Mittel bei Bluthochdruck)
Fendilin	▶ **Sensit®**
Fenetyllin	▶ **Captagon®**
Fenint®	Alpha-Liponsäure (Mittel bei Polyneuropathie)
Fenipentol	▶ **Febichol®**
Fenistil Hydrocortison®	Hydrocortisonacetat (Mittel bei Hauterkrankungen, Kortisonpräparat)
Fenistil®	Dimetinden (Mittel bei Allergien)

Fenizolan®	Fenticonazol (Mittel bei Pilzinfektionen)
Fenobeta®	Fenofibrat (Blutfettsenkendes Mittel)
Fenofanton®	Fenofibrat (Blutfettsenkendes Mittel)
Fenofibrat	▶ **CiL®** ▶ **Durafenat®** ▶ **Fenobeta®** ▶ **Fenofanton®** ▶ **Fenofibrat...®** ▶ **Lipanthyl®** ▶ **Lipidil®** ▶ **Normalip®**
Fenofibrat...®	Fenofibrat (Blutfettsenkendes Mittel)
Fenoterol	▶ **Berotec®** ▶ **Partusisten®**
Fensum®	Paracetamol (Schmerzmittel, Fiebermittel)
Fenta-hameln®	Fentanyl (Schmerzmittel/BTM)
Fentanyl	▶ **AB-Fentanyl®** ▶ **Actiq®** ▶ **Durogesic®** ▶ **Fenta-hameln®** ▶ **Fentanyl...®**
Fentanyl...®	Fentanyl (Schmerzmittel/BTM)
Fenticonazol	▶ **Fenizolan®** ▶ **Lomexin®**
Fermathron®	Hyaluronsäure (Mittel bei Gonarthrose)
Ferriprox®	Deferipron (Mittel bei erhöhtem Eisenspiegel)
Ferrlecit 2®	Eisensuccinat (Mittel bei Eisenmangel)
Ferrlecit i. v.®	Eisengluconat (III) (Mittel bei Eisenmangel)
Ferro sanol®	Eisenglycinsulfat (Mittel bei Eisenmangel)

Ferrogamma®	Eisensulfat (Mittel bei Eisenmangel)
FERROinfant®	Eisensulfat (Mittel bei Eisenmangel)
Ferrum Hausmann® Retardkapseln	Eisenfumarat (Mittel bei Eisenmangel)
Ferrum Verla®	Eisengluconat (II) (Mittel bei Eisenmangel)
Fertinorm HP®	Urofollitropin (Hypophysenvorderlappenhormon, Follikelreifungshormon)
Ferucarbotran	▶ **Resovist®**
Ferumoxsil	▶ **Lumirem®**
Fevarin®	Fluvoxamin (Mittel bei Depressionen)
Fexofenadin	▶ **Telfast®**
Fiblaferon®	Interferon beta (Mittel zur Beeinflussung des Immunsystems)
Fibrezym®	Natriumpentosanpolysulfat (Gerinnungshemmendes Mittel)
Fibrinogen vom Menschen	▶ **Haemocomplettan HS®**
Fibrogammin HS®	Blutgerinnungsfaktor XIII (Mittel bei Faktor XIII Mangel)
Ficortril®	Hydrocortisonacetat (Augenheilmittel, Kortisonpräparat)
Filgastrim	▶ **Neupogen®**
Finasterid	▶ **PROPECIA®** ▶ **PROSCAR®**
Finlepsin®	Carbamazepin (Mittel bei Epilepsie)
Firin®	Norfloxacin (Antibiotikum)
Fissan®	Methenamin-Sibernitrat 1:2 (Wunddesinfektionsmittel)
Flagyl®	Metronidazol (Antibiotikum)
Flammazine®	Sulfadiazinsilber (Sulfonamid-Antibiotikum)

Flavoxat	▶ **Spasuret®**
Flebogamma®	Immunglobulin, human (Mittel zur Vorbeugung und Behandlung von Infektionen)
Flecainid	▶ **Tambocor®**
Flemun®	Beta-Sitosterin (Rheumamittel)
Fleroxacin	▶ **Quinodis®**
Flexase®	Piroxicam (Rheumamittel)
Florisan N®	Bisacodyl (Abführmittel)
Florone crinale®	Diflorason (Hautbehandlungsmittel, Kortisonpräparat)
Flotrin...®	Terazosin (Prostatamittel)
Floxal®	Ofloxacin (Augenheilmittel, Antibiotikum)
Fluanxol®	Flupentixol (Mittel bei psychischen Erkrankungen)
Flucinar®	Fluocinolonacetonid (Hautbehandlungsmittel, Kortisonpräparat)
Flucloxacillin	▶ **Flucloxacillin...®** ▶ **Flucloxa-hameln®** ▶ **Staphylex®**
Flucloxacillin...®	Flucloxacillin (Penicillin-Antibiotikum)
Flucloxa-hameln®	Flucloxacillin (Penicillin-Antibiotikum)
Fluconazol	▶ **Diflucan®** ▶ **Fungata®**
Fluctin®	Fluoxetin (Mittel bei psychischen Erkrankungen)
Flucytosin	▶ **Ancotil®**
Fludara®	Fludarabinphosphat (Mittel bei Krebserkrankungen)
Fludarabinphosphat	▶ **Fludara®**
Fludilat®	Bencyclan (Mittel bei Durchblutungsstörungen)

Fludrocortison	▶ **Astronin H®** ▶ **Fludrocortison…®**
Fludrocortison…®	Fludrocortison (Kortisonpräparat)
Flufenaminsäure	▶ **Dignodolin®**
Flui-Amoxicillin®	Amoxicillin (Breitbandpenicillin)
Flui-DNCG®	Cromoglicinsäure (Mittel zur Asthmavorbeugung)
Fluimucil®	Acetylcystein (Schleimlösendes Mittel)
Fluimucil-Antidot®	Acetylcystein (Gegengift für Paracetamol, Acrylnitril, Methacrylnitril, Methylbromid)
Flumazenil	▶ **Anexate®**
Flumetason	▶ **Cerson®** ▶ **LOCACORTEN®**
Flumid®	Flutamid (Mittel bei Krebserkrankungen)
Flunarizin	▶ **Flunarizin…®** ▶ **Flunavert®** ▶ **Sibelium®**
Flunarizin…®	Flunarizin (Mittel bei Schwindel, Migränemittel)
Flunavert®	Flunarizin (Mittel bei Schwindel, Migränemittel)
Fluneurin®	Fluoxetin (Mittel bei psychischen Erkrankungen)
Fluni 1®	Flunitrazepam (Schlafmittel)
Flunibeta®	Flunitrazepam (Schlafmittel)
Flunimerck®	Flunitrazepam (Schlafmittel)
Fluninoc®	Flunitrazepam (Schlafmittel)
Flunisolid	▶ **Inhacort®** ▶ **Syntaris®**
Flunitrazepam	▶ **Fluni 1®** ▶ **Flunibeta®** ▶ **Flunimerck®** ▶ **Fluninoc®**

	▶ **Flunitrazepam...®** ▶ **Rohypnol®**
Flunitrazepam...®	Flunitrazepam (Schlafmittel)
Fluocinolonacetonid	▶ **Flucinar®** ▶ **Jellin®** ▶ **Jellisoft®**
Fluocinonid	▶ **Topsym®**
Fluocortolon	▶ **Ultralan®**
Fluorescein	▶ **Fluorescein...®** ▶ **Pancreolauryl-Test®**
Fluorescein...®	Fluorescein (Diagnosehilfsmittel)
Fluoretten®	Natriumfluorid (Mittel zur Kariesvorbeugung)
Fluorid Gel®	Natriumfluorid (Mittel zur Kariesvorbeugung)
Fluorometholon	▶ **Efflumidex®** ▶ **Fluoro-Ophtal®** ▶ **Fluoropos®** ▶ **Isopto-Flucon®**
Fluoro-Ophtal®	Fluorometholon (Augenheilmittel, Kortisonpräparat)
Fluoropos®	Fluorometholon (Augenheilmittel, Kortisonpräparat)
Fluoros®	Natriumfluorid (Osteoporosemittel)
Fluorouracil	▶ **Efudix®** ▶ **5-Fluorouracil-biosyn®** ▶ **Fluorouracil...®** ▶ **5-FU...®** ▶ **Neofluor®** ▶ **Onkofluor®** ▶ **Ribofluor®**
Fluorouracil...®	Fluorouracil (Mittel bei Krebserkrankungen)
5-Fluorouracil-biosyn®	Fluorouracil (Mittel bei Krebserkrankungen)
Fluothane®	Halothan (Inhalationsnarkosemittel)
Fluox...®	Fluoxetin (Mittel bei Depressionen)

FluoxeLich®	Fluoxetin (Mittel bei Depressionen)
Fluoxemerck®	Fluoxetin (Mittel bei Depressionen)
Fluoxetin	▶ **Fluctin®** ▶ **Fluneurin®** ▶ **Fluox...®** ▶ **FluoxeLich®** ▶ **Fluoxemerck®** ▶ **Fluoxetin...®** ▶ **Fluoxgamma®** ▶ **Fluxet®** ▶ **Fysionorm®**
Fluoxetin...®	Fluoxetin (Mittel bei Depressionen)
Fluoxgamma®	Fluoxetin (Mittel bei Depressionen)
Flupentixol	▶ **Fluanxol®**
Fluphenazin	▶ **Dapotum®** ▶ **Fluphenazin...®** ▶ **Lyogen®** ▶ **Omca®** ▶ **Lyorodin®**
Fluphenazin...®	Fluphenazin (Mittel bei psychischen Erkrankungen)
Flupirtin	▶ **Katadolon®** ▶ **Trancopal Dolo®**
Flupredniden	▶ **Decoderm®**
Flurazepam	▶ **Dalmadorm®** ▶ **Staurodorm®**
Flurbiprofen	▶ **Ocuflur®**
Fluspi®	Fluspirilen (Mittel bei psychischen Erkrankungen)
Fluspirilen	▶ **Fluspi®** ▶ **Fluspirilen...®** ▶ **Imap®** ▶ **Kivat®**
Fluspirilen...®	Fluspirilen (Mittel bei psychischen Erkrankungen)
Fluta...®	Flutamid (Mittel bei Krebserkrankungen)

Flutamid	▶ **Apimid®** ▶ **Flumid®** ▶ **Fluta ...®** ▶ **Flutamid ...®** ▶ **Flutexin®** ▶ **Fugerel®** ▶ **Prostica®** ▶ **Prostogenat®** ▶ **Testotard®**
Flutamid ...®	Flutamid (Mittel bei Krebserkrankungen)
Flutexin®	Flutamid (Mittel bei Krebserkrankungen)
Fluticason	▶ **Atemur®** ▶ **Flutide®** ▶ **Flutivate®**
Flutide®	Fluticason (Kortisonpräparat)
Flutivate®	Fluticason (Hautbehandlungsmittel, Kortison- präparat)
Fluvastatin	▶ **Cranoc®** ▶ **LOCOL®**
Fluvohexal®	Fluvoxamin (Mittel bei psychischen Erkrankungen)
Fluvoxadura®	Fluvoxamin (Mittel bei psychischen Erkrankungen)
Fluvoxamin	▶ **Fevarin®** ▶ **Fluvohexal®** ▶ **Fluvoxadura®** ▶ **Fluvoxamin ...®**
Fluvoxamin ...®	Fluvoxamin (Mittel bei psychischen Erkrankungen)
Fluxet®	Fluoxetin (Mittel bei psychischen Erkrankungen)
Fokalepsin®	Carbamazepin (Mittel bei Epilepsie)
Folarell®	Folsäure (Mittel bei Folsäuremangel)
Fol-ASmedic®	Folsäure (Mittel bei Folsäuremangel)

Folcur®	Folsäure (Mittel bei Folsäuremangel)
FOLI-cell®	Calciumfolinat (Mittel bei Folsäuremangel, Gegengift für MTX)
Foligan®	Allopurinol (Mittel bei erhöhter Harnsäure)
Folinsäure, Dinatriumsalz	▶ **Vorina®**
Follitropin-alfa	▶ **Gonal F®**
Follitropin-beta	▶ **Puregon®**
Folsan®	Folsäure (Mittel bei Folsäuremangel)
Folsäure	▶ **DreisaFol®** ▶ **Femisanit®** ▶ **Folarell®** ▶ **Fol-ASmedic®** ▶ **Folcur®** ▶ **Folsäure...®** ▶ **Folsan®** ▶ **Folverlan®** ▶ **GRAVI-FOL®** ▶ **Lafol®** ▶ **RubieFol®**
Folsäure...®	Folsäure (Mittel bei Folsäuremangel)
Folverlan®	Folsäure (Mittel bei Folsäuremangel)
Fondril®	Bisoprolol (Mittel bei Bluthochdruck, Mittel bei Erkrankung der Herzkranzgefäße)
Foradil®	Formoterol (Asthmamittel)
Forene®	Isofluran (Inhalationsnarkosemittel)
Forlax®	Macrogol (Abführmittel)
Formestan	▶ **Lentaron®**
Formoterol	▶ **Foradil®** ▶ **Oxis®**
Fortecortin®	Dexamethason (Kortisonpräparat)

Fortovase®	Saquinavir (HIV-Medikament)
Fortral®	Pentazocin (Schmerzmittel/BTM)
Fortum®	Ceftazidim (Cefalosporin-Antibiotikum)
FOSAMAX®	Alendronsäure (Osteoporosemittel)
Foscarnetnatrium	▶ **Foscavir®** ▶ **Triapten®**
Foscavir®	Foscarnetnatrium (Mittel bei CMV- und Herpes-Infektion)
Fosfomycin	▶ **Infectofos®** ▶ **Monuril®**
Fosinopril	▶ **Dynacil®** ▶ **Fosinorm®**
Fosinorm®	Fosinopril (Mittel bei Bluthochdruck, Mittel bei Herzschwäche)
Fragmin®	Dalteparinnatrium (Gerinnungshemmendes Mittel)
Framycetin	▶ **Leukase N®** ▶ **Sofra-Tüll®**
Fraxiparin®	Nadroparincalcium (Gerinnungshemmendes Mittel)
Fraxodi®	Nadroparincalcium (Gerinnungshemmendes Mittel)
Freka-cid®	Povidoniod (Desinfektionsmittel)
Freka-Drainjet®	Natriumchlorid (Mittel für Spülungen)
Frenopect®	Ambroxol (Schleimlösendes Mittel)
Frisum®	Clobazam (Beruhigungsmittel, Mittel bei Epilepsie)
Frovatriptan	▶ **Allegro®**
Frubiase calcium T®	Calciumgluconat + Calciumlactat (Mittel bei Kalziummangel)
Frubilurgyl®	Chlorhexidin (Mund-Rachendesinfektionsmittel)

Frubizin akut®	Ambroxol (Halsschmerzmittel)
5-FU...®	Fluorouracil (Mittel bei Krebserkrankungen)
Fucidine®	Fusidinsäure (Hautbehandlungsmittel, Antibiotikum)
Fucithalmic®	Fusidinsäure (Augenheilmittel, Antibiotikum)
Fugerel®	Flutamid (Mittel bei Krebserkrankungen)
Fulcin®	Griseofulvin (Mittel bei Pilzinfektionen)
Fumaderm®	Dimethyfumarat + Ethylhydrogenfumarat (Mittel bei Schuppenflechte)
Fungata®	Fluconazol (Mittel bei Pilzinfektionen)
Fungiderm®	Clotrimazol (Mittel bei Pilzinfektionen)
Fungifos®	Tolciclat (Mittel bei Pilzinfektionen)
Fungizid ratiopharm®	Clotrimazol (Mittel bei Pilzinfektionen)
Fungur M®	Miconazol (Mittel bei Pilzinfektionen)
FURACIN-SOL®	Nitrofural (Wundbehandlungsmittel)
Furadantin®	Nitrofurantoin (Mittel bei Harnwegsinfektionen)
Furanthril®	Furosemid (Harntreibendes Mittel)
Furazolidon	▶ **Nifuran Ovula®**
Furo...®	Furosemid (Harntreibendes Mittel)
Furobeta®	Furosemid (Harntreibendes Mittel)
Furogamma®	Furosemid (Harntreibendes Mittel)
Furomed®	Furosemid (Harntreibendes Mittel)
Furorese®	Furosemid (Harntreibendes Mittel)

Furosal®	Furosemid (Harntreibendes Mittel)
Furosemid	▶ **Diurapid®** ▶ **Durafurid®** ▶ **Furanthril®** ▶ **Furo...®** ▶ **Furobeta®** ▶ **Furogamma®** ▶ **Furomed®** ▶ **Furorese®** ▶ **Furosal®** ▶ **Furosemid...®** ▶ **Fusid®** ▶ **Jufurix®** ▶ **Lasix®** ▶ **Ödemase®**
Furosemid...®	Furosemid (Harntreibendes Mittel)
Fusafungin	▶ **Locabiosol®**
Fusid®	Furosemid (Harntreibendes Mittel)
Fusidinsäure	▶ **Fucidine®** ▶ **Fucithalmic®**
F.X. Passage SL®	Magnesiumsulfat (Abführmittel)
Fysionorm®	Fluoxetin (Mittel bei Depressionen)

G

Gabapentin	▶ **Neurontin®**
Gabitril®	Tiagabin (Mittel bei Epilepsie)
Gabrilen®	Ketoprofen (Schmerzmittel, Rheumamittel)
Gabunat®	Biotin (Vitamin H)
Gadobensäure	▶ **MultiHance®**
Gadobutrol	▶ **Gadovist®**
Gadodiamid	▶ **Omniscan®**
Gadopentetsäure	▶ **Magnevist®**
Gadoteridol	▶ **ProHance®**
Gadovist®	Gadobutrol (Kontrastmittel)
Galactose	▶ **Echovist®**
Galantamin	▶ **Reminyl®**
Gallobeta®	Gallopamil (Mittel bei Erkrankung der Herzkranzgefäße, Herzrhythmusstörungen und Bluthochdruck)
Gallopamil	▶ **Gallobeta®** ▶ **Procorum®**
Gammagard®	Immunglobulin, human (Mittel zur Vorbeugung und Behandlung von Infektionen)
Gamma-Venin®	Immunglobulin, human (Mittel zur Vorbeugung und Behandlung von Infektionen)
Gamonil®	Lofepramin (Mittel bei Depressionen)
Ganciclovir	▶ **Cymeven®**
Ganirelix	▶ **Orgalutran®**
Gargarisma®	Aluminiumchlorid (Mittel bei Mund- und Zahnfleischentzündungen)

Gastracid®	Omeprazol (Mittel zur Unterdrückung der Magen-säuresekretion)
Gastripan®	Magaldrat (Magensäurebindendes Mittel)
Gastrografin®	Amidotrizoesäure (Röntgenkontrastmittel)
Gastrolux®	Amidotrizoesäure (Röntgenkontrastmittel)
Gastronerton®	Metoclopramid (Brechreizstillendes Mittel, Magen-Darm-Mittel)
Gastroprotect®	Cimetidin (Mittel zur Unterdrückung der Magen-säuresekretion)
Gastrostad®	Magaldrat (Magensäurebindendes Mittel)
Gastrotranquil®	Metoclopramid (Brechreizstillendes Mittel, Magen-Darm-Mittel)
Gastrozepin®	Pirenzepin (Mittel zur Unterdrückung der Magen-säuresekretion)
Gatifloxacin	▶ **Bonoq®**
Gehwol Schälpaste®	Salicylsäure (Hautbehandlungsmittel)
Gelafundin®	Gelantinepolysuccinat (Volumenersatzmittel)
Gelantine	▶ **Gelaspon®** ▶ **Gelastypt®** ▶ **Stypro®**
Gelantinepolysuccinat	▶ **Gelafundin®**
Gelaspon®	Gelantine (Mittel zur örtlichen Blutstillung)
Gelastypt®	Gelantine (Mittel zur örtlichen Blutstillung)
Gelicain®	Lidocain (Mittel zur örtlichen Betäubung)
Gelifundol®	Oxypolygelantine (Volumenersatzmittel)
Gelipur®	Benzylalkohol (Gleitmittel)

GeloNasal®	Xylometazolin (Schnupfenmittel)
Gemcitabin	▶ **Gemzar®**
Gemeprost	▶ **Cergem®**
Gemfi®	Gemfibrozil (Blutfettsenkendes Mittel)
Gemfibrozil	▶ **Gemfi®** ▶ **Gevilon®**
Gemzar®	Gemcitabin (Mittel bei Krebserkrankungen)
Gencin®	Gentamycin (Aminoglykosid-Antibiotikum)
Genotropin	Somatropin (Wachstumshormon, Hypophysenvorderlappenhormon)
Genta®	Gentamycin (Aminoglykosid-Antibiotikum)
Gentamycin	▶ **Gencin®** ▶ **Genta®** ▶ **Gentamycin...®** ▶ **Gentamytrex®** ▶ **Gent-Ophtal®** ▶ **Ophtagram®** ▶ **Refobacin®** ▶ **Sulmycin®** ▶ **Terramycin®**
Gentamycin...®	Gentamycin (Aminoglykosid-Antibiotikum)
Gentamytrex®	Gentamycin (Aminoglykosid-Antibiotikum)
GenTeal®	Hypromellose (Augenheilmittel, Tränenersatz)
Gent-Ophtal®	Gentamycin (Aminoglykosid-Antibiotikum)
Geo-magnit®	Magnesium (Mittel bei Magnesiummangel)
Gepan®	Glyceroltrinitrat (Mittel bei Erkrankung der Herzkranzgefäße)
Gernebcin®	Tobramycin (Aminoglykosid-Antibiotikum)

Gestafortin®	Chlormadinon (Gestagen, Antiandrogen)
Gestakadin®	Norethisteron (Sexualhormon)
Gevilon®	Gemfibrozil (Blutfettsenkendes Mittel)
Gilt®	Clotrimazol (Mittel bei Pilzinfektionen)
Gilucor®	Sotalol (Mittel bei Herzrhythmusstörungen)
Gilurytmal®	Ajmalin (Mittel bei Herzrhythmusstörungen)
Gittalun®	Doxylamin (Beruhigungsmittel)
Gityl®	Bromazepam (Beruhigungsmittel)
Gladem®	Sertralin (Mittel bei Depressionen)
Glandomed®	Macrogol (Mundreinigungsmittel)
Glatiramer	▶ **COPAXONE®**
Glauco-Stulln®	Pindolol (Mittel bei erhöhtem Augeninnendruck)
Glaucothil®	Dipivefrin (Mittel bei erhöhtem Augeninnendruck)
Glaupax®	Acetazolamid (Mittel bei erhöhtem Augeninnendruck)
Glianimon®	Benperidol (Mittel bei psychischen Erkrankungen)
Glib®	Glibenclamid (Blutzuckersenkendes Mittel)
Gliben…®	Glibenclamid (Blutzuckersenkendes Mittel)
Glibenbeta®	Glibenclamid (Blutzuckersenkendes Mittel)
Glibenclamid	▶ **Azuglucon®** ▶ **Bastiverit®** ▶ **Duraglucon®** ▶ **Euglucon®** ▶ **Glib®** ▶ **Gliben…®** ▶ **Glibenbeta®**

	▶ **Glibenclamid...®** ▶ **Glibendoc®** ▶ **Glibenhexal®** ▶ **Glimistada®** ▶ **Glucoremed®** ▶ **Glukovital®** ▶ **Humedia®** ▶ **Jutaglucon®** ▶ **Maninil®** ▶ **Praeciglucon®**
Glibenclamid...®	Glibenclamid (Blutzuckersenkendes Mittel)
Glibendoc®	Glibenclamid (Blutzuckersenkendes Mittel)
Glibenhexal®	Glibenclamid (Blutzuckersenkendes Mittel)
Glibornuid	▶ **Gluborid®** ▶ **Glutril®**
Gliclazid	▶ **Diamicron®**
Glimepirid	▶ **Amaryl®**
Glimistada®	Glibenclamid (Blutzuckersenkendes Mittel)
Gliquidon	▶ **Glurenorm®**
Glivec®	Imatinib (Proteintyrosinkinasehemmer)
Gluborid®	Glibornuid (Blutzuckersenkendes Mittel)
GlucaGen®	Glucagon (Blutzuckererhöhendes Mittel)
Glucagon	▶ **GlucaGen®**
Glucobay®	Acarbose (Blutzuckersenkendes Mittel)
Glucobon®	Metformin (Blutzuckersenkendes Mittel)
Glucophage®	Metformin (Blutzuckersenkendes Mittel)
Glucoremed®	Glibenclamid (Blutzuckersenkendes Mittel)
Glucosamin	▶ **Dona 200 S®**
Glucose	▶ **Glucose...®** ▶ **Glucosteril®**

Glucose…®	Glucose (Mittel zur Energiezufuhr)
Glucosteril®	Glucose (Mittel zur Energiezufuhr)
Glukovital®	Glibenclamid (Blutzuckersenkendes Mittel)
Glurenorm®	Gliquidon (Blutzuckersenkendes Mittel)
Glutamin Verla®	Glutaminsäure (Kräftigungsmittel)
Glutaminsäure	▶ **Glutamin Verla®** ▶ **Gluti-Agil®** ▶ **Pepsaletten®**
Gluti-Agil®	Glutaminsäure (Kräftigungsmittel)
Glutril®	Glibornuid (Blutzuckersenkendes Mittel)
Glycerol	▶ **Glycilax®** ▶ **Milax®** ▶ **Nene-Lax®**
Glyceroldihydro-genphosphat	▶ **Glycerophosphat-Natrium-Konzen-trat…®** ▶ **Natriumglycerophosphat…®**
Glyceroltrinitrat	▶ **Aquo-trinitrosan®** ▶ **Corangin® Nitrokapseln, -Nitrospray** ▶ **Deponit®** ▶ **Gepan®** ▶ **MinitranS®** ▶ **Neos nitro OPT Herzsalbe®** ▶ **Nitrangin…®** ▶ **Nitroderm®** ▶ **Nitrokor®** ▶ **Nitrolingual®** ▶ **Nitro…®** ▶ **Perlinganit®** ▶ **Trinitrosan®**
Glycerophosphat-Natrium-Konzentrat…®	Glyceroldihydrogenphosphat (Mittel bei Phosphatmangel)
Glycilax®	Glycerol (Abführmittel)
Glycilpressin®	Terlipressin (Mittel bei Ösophagusvarizenblutung)
Glycopyrroniumbromid	▶ **Robinul®**

Glysan®	Magaldrat (Magensäurebindendes Mittel)
Godamed®	Acetylsalicylsäure (Thrombozytenfunktionshemmer)
Gonadorelin	▶ **Kryptocur®** ▶ **LHRH®** ▶ **Lutrelef®** ▶ **Relefact LH/RH®**
Gonal F®	Follitropin-alfa (Hypophysenvorderlappen Hormon, Follikelstimulierendes Hormon)
GO-ON®	Hyaluronsäure (Mittel zur Arthrosebehandlung)
Gopten®	Trandolapril (Mittel bei Bluthochdruck, Mittel bei Herzschwäche)
Goserelin	▶ **Zoladex®**
Granisetron	▶ **Kevatril®**
Granocyte®	Lenogastrim (Mittel zur Beeinflussung des Immunsystems)
GRAVI-FOL®	Folsäure (Mittel bei Folsäuremangel)
Gricin®	Griseofulvin (Mittel bei Pilzinfektionen)
Grippostad Heißgetränk Pulver...®	Paracetamol (Schmerzmittel, Fiebermittel)
Griseo®	Griseofulvin (Mittel bei Pilzinfektionen)
Griseofulvin	▶ **Fulcin®** ▶ **Gricin®** ▶ **Griseo®** ▶ **Likuden®**
Grüncef®	Cefadroxil (Cefalosporin-Antibiotikum)
Guaifenesin	▶ **Fagusan®** ▶ **Wick Formel 44 Husten Löser Sirup®**
Guajacol	▶ **Anastil®**
Gumbaral®	Ademetionin (Rheumamittel)
Gumbix®	Aminomethylbenzoesäure (Mittel bei Blutungen)

G

Gurgellösung Chauvin®	Chlorhexidin (Mund-Rachendesinfektionsmittel)
Gutron®	Midodrin (Blutdrucksteigerndes Mittel)
Guttaplast Pflaster®	Salicylsäure (Hautbehandlungsmittel)
Gynäsan®	Estriol (Estrogen)
Gyno-Daktar®	Miconazol (Mittel bei Pilzinfektionen)
Gynofug	Ibuprofen (Schmerzmittel, Fiebermittel)
Gynokadin®	Estradiolvalerat (Estrogen)
Gynokadin-Gel®	Estradiol (Estrogen)
Gyno-Neuralgin®	Ibuprofen (Mittel bei Menstruationsbeschwerden)
Gyno-Pevaryl®	Econalzol (Mittel bei Pilzinfektionen)
GynPolar®	Estradiol (Estrogen)
Gypsophila-Saponin	▶ **Aspectonetten®**

H

H_2 Blocker ratiopharm®	Cimetidin (Mittel zur Unterdrückung der Magensäuresekretion)
Haemaccel®	Polygelin (Volumenersatzmittel)
Haemate HS®	Blutgerinnungsfaktor VIII vom Menschen (Mittel bei Faktor VIII Mangel, Hämophilie A)
Haemiton®	Clonidin (Mittel bei Bluthochdruck)
Haemocomplettan HS®	Fibrinogen vom Menschen (Mittel bei Mangel an Fibrin)
Haemoctin SDH®	Blutgerinnungsfaktor VIII vom Menschen (Mittel bei Faktor VIII Mangel, Hämophilie A)
Haemofusin®	Hydroxyethylstärke (Volumenersatzmittel)
Haemopressin®	Terlipressin (Mittel bei Ösophagusvarizenblutung)
Haemoprotect®	Eisensulfat (Mittel bei Eisenmangel)
HAES...®	Hydroxyethylstärke (Volumenersatzmittel)
Halamid®	Nedocromil (Asthmamittel)
Halbmond-Tabletten®	Diphenhydramin (Schlafmittel)
Halcinonid	▶ **Halog®**
Halcion®	Triazolam (Schlafmittel)
Haldol®	Haloperidol (Mittel bei psychischen Erkrankungen)
Halog®	Halcinonid (Hautbehandlungsmittel, Kortisonpräparat)
Halometason	▶ **Sicorten®**

Haloneural®	Haloperidol (Mittel bei psychischen Erkrankungen)
Haloper®	Haloperidol (Mittel bei psychischen Erkrankungen)
Haloperidol	▶ **Haldol®** ▶ **Haloneural®** ▶ **Haloper®** ▶ **Haloperidol...®** ▶ **Sigaperidol®**
Haloperidol...®	Haloperidol (Mittel bei psychischen Erkrankungen)
Halothan	▶ **Fluothane®**
Hämatopan®	Eisensulfat (Mittel bei Eisenmangel)
Hämo-Vibolex®	Cyanocobalamin (Vitamin B 12)
Hansamed Spray Lösung zum Sprühen®	Chlorhexidin (Wunddesinfektionsmittel)
Harmosin®	Melperon (Mittel bei psychischen Erkrankungen)
Harnstoff	▶ **BALISA®** ▶ **Basodexan®** ▶ **Calmurid®** ▶ **Carbamid®** ▶ **Elacutan®** ▶ **Eucerin Salbe 10 % Urea®** ▶ **Linola Urea®** ▶ **Nubral®** ▶ **Onychomal®** ▶ **PCR Harnstoffsalbe®** ▶ **Sebexol®** ▶ **Ureotop®**
Harzol®	Beta-Sitosterin (Prostatamittel)
HCT-...®	Hydrochlorothiazid (Harntreibendes Mittel, Mittel bei Bluthochdruck)
Healon®	Hyaluronsäure (Mittel bei Operationen am Auge)
Hefa®clor	Cefaclor (Cefalosporin-Antibiotikum)
Hefasolon®	Prednisolon (Kortisonpräparat)

Heitrin®	Terazosin (Mittel bei Bluthochdruck)
Helfergin®	Meclofenoxat (Mittel bei Gehirnleistungsstörungen)
Helixate NexGen®	Octocog alfa/BHK (Mittel bei Hämophilie A)
Helmex®	Pyranthel (Wurmmittel)
HEMOCOL®	Kollagen (Mittel zur örtlichen Blutstillung)
Hemofil M®	Blutgerinnungsfaktor VIII vom Menschen (Mittel bei Hämophilie A)
Hemohes®	Hydroxyethylstärke (Volumenersatzmittel)
Hepa-Gel®	Heparin (Mittel bei stumpfen Verletzungen und Venenentzündungen)
Hepa-Merz®	Ornithinaspartat (Mittel bei Lebererkrankungen)
Hepaplus®	Heparin (Mittel bei stumpfen Verletzungen und Venenentzündungen)
Heparin	▶ **Calciparin®** ▶ **Essaven®** ▶ **Hepa-Gel®** ▶ **Hepaplus®** ▶ **Heparin…®** ▶ **Hepa-Salbe®** ▶ **Hepathromb®** ▶ **Hepathrombin®** ▶ **Liquemin®** ▶ **Perivar®** ▶ **Sportino®** ▶ **Thrombareduct®** ▶ **Thrombophop®** ▶ **Venalitan®** ▶ **Venoruton Emulgel®** ▶ **Vetren®**
Heparin…®	Heparin (Gerinnungshemmendes Mittel)
Hepa-Salbe®	(Mittel bei stumpfen Verletzungen und Venenentzündungen)

H

Hepathromb®	(Mittel bei stumpfen Verletzungen und Venenentzündungen)
Hepathrombin®	(Mittel bei stumpfen Verletzungen und Venenentzündungen)
Hepaticum-Lac-Medice®	Lactulose (Abführmittel, Mittel bei Lebererkrankungen)
Hepa-Vibolex®	Ornithinaspartat (Mittel bei Lebererkrankungen)
Herceptin®	Trastuzumab (Monoklonaler Antikörper)
Hermes Cevitt®	Ascorbinsäure (Vitamin C)
Herpetad®	Aciclovir (Mittel bei Herpesinfektionen)
Herphonal®	Trimipramin (Mittel bei Depressionen)
Hervertozym forte®	Pankreas Pulver (Darmwirksames Enzym)
HerzASS®	Acetylsalicylsäure (Thrombozytenfunktionshemmer)
Hettral Pepsinwein®	Pepsin (Mittel zur Unterstützung der Magenfunktion)
Hevert Dorm®	Diphenhydramin (Schlafmittel)
Hevert-Mag®	Magaldrat (Magensäurebindendes Mittel)
Hewedolor Einreibung®	Methylsalicylat (Schmerzstillendes Einreibemittel)
Hewedolor propy®	Propyphenazon (Fiebermittel, Schmerzmittel)
Hewedolor-Procain®	Procain (Mittel zur örtlichen Betäubung)
Hewedormir®	Doxylamin (Beruhigungsmittel, Mittel bei Allergien)
Heweneural®	Lidocain (Mittel zur örtlichen Betäubung)
Hexabrix®	Ioxaglinsäure (Röntgenkontrastmittel)

Hexacalciumhexanna-triumheptacitrathexahydratkomplex	▶ **Acetolyt®**
Hexaharnstoffaluminiumchlorat	▶ **Mallebrin Lutschtabletten®**
Hexamidin	▶ **Hexomedin®** ▶ **Laryngomedin®**
Hexetidin	▶ **Doreperol®** ▶ **Hexetidin...®** ▶ **Hexoral®** ▶ **Vagi-Hex®**
Hexetidin...®	Hexetidin (Mund-Rachen-Desinfektionsmittel)
Hexobion®	Pyridoxin (Vitamin B 6)
Hexomedin®	Hexamidin (Hautbehandlungsmittel)
Hexoral®	Hexetidin (Mund-Rachen-Desinfektionsmittel)
Hisfedin®	Terfenadin (Mittel bei Allergien)
Histidin Zink $_2H_2O$	▶ **Curazink®** ▶ **Zinkamin®**
HIVID®	Zalcitabin (HIV-Medikament)
Hoffmannstropfen®	Ether (Anregendes Mittel)
Hoggar®	Doxylamin (Schlafmittel)
Holfungin®	Clotrimazol (Mittel bei Pilzinfektionen)
Holoxan®	Ifosfamid (Mittel bei Krebserkrankungen)
Homatropinhydrobromid	▶ **Homatropin-POS®**
Homatropin-POS®	Homatropinhydrobromid (Pupillenerweiterndes Mittel)
Hospidermin Lösung®	Chlorhydroxybenzoesäure (Hautdesinfektionsmittel)
HPMC-Ophtal®	Hypromellose (Mittel bei Operationen am Auge)
Humalog®	Insulin lispro (Blutzuckersenkendes Mittel)

H

Human Albumin...®	Humanalbumin (Volumenersatzmittel, Mittel bei Albuminmangel)
Humanalbin®	Humanalbumin (Volumenersatzmittel, Mittel bei Albuminmangel)
Humanalbumin	▶ **Albumin...®** ▶ **Humanalbin®** ▶ **Human Albumin...®**
Humatin®	Paromomycin (Aminoglykosid-Antibiotikum)
Humatrope®	Somatropin (Wachstumshormon, Hypophysenvorderlappenhormon)
Humedia®	Glibenclamid (Blutzuckersenkendes Mittel)
Huminsäuren	▶ **Leukona-Sulfomoor-Bad®**
Huminsulin Basal (NPH)®	Insulin Isophan (Blutzuckersenkendes Mittel)
Huminsulin Normal®	Insulin human (Blutzuckersenkendes Mittel)
Huminsulin Profil...®	Insulin human-Isophan, biphasisch (Blutzuckersenkendes Mittel)
Hustenstiller ratiopharm®	Dextromethorphan (Hustenstillendes Mittel)
Hustentabs-ratiopharm stark®	Bromhexin (Schleimlösendes Mittel)
Hya-ject®	Hyaluronsäure (Mittel zur Gelenkbehandlung)
HYALART®	Hyaluronsäure (Mittel zur Gelenkbehandlung)
Hyalubrix®	Hyaluronsäure (Mittel zur Gelenkbehandlung)
Hyaluronidase	▶ **Hylase®**
Hyaluronsäure	▶ **Arthrease®** ▶ **Biolon®** ▶ **Dispasan®** ▶ **Fermathron®** ▶ **GO-ON®** ▶ **Healon®** ▶ **Hya-ject®** ▶ **HYALART®**

	▶ **Hyalubrix®** ▶ **HYA-OPHTAL®** ▶ **Hy-GAG®** ▶ **Hylaform®** ▶ **HYLO-COMOD®** ▶ **Hysan®** ▶ **Laservis®** ▶ **Ostenil®** ▶ **ProVisc®** ▶ **Suplasyn®** ▶ **Synvisc®** ▶ **Viscoseal®** ▶ **Visiol®** ▶ **Vislube®** ▶ **Vismed®**
HYA-OPHTAL®	Hyaluronsäure (Mittel bei Operationen am Auge)
Hycamtin®	Topotecan (Mittel bei Krebserkrankungen)
Hydergin®	Dihydroergotoxin (Mittel bei Bluthochdruck, Mittel bei Gehirnleistungsstörungen)
Hydiphen®	Clomipramin (Mittel bei psychischen Erkrankungen)
Hydro-Cebral-ratio-pharm®	Dihydroergotoxin (Mittel bei Gehirnleistungsstörungen)
Hydrochinon	▶ **Pigmanorm®**
Hydrochlorothiazid	▶ **Disalunil®** ▶ **Diu-melusin®** ▶ **Enabeta®** ▶ **Esidrix®** ▶ **HCT-…®**
Hydrochlorothiazid + Amilorid	▶ **Amilocomp®** ▶ **Amiloretik®** ▶ **Amilorid comp.®** ▶ **Amilorid/HCT®** ▶ **Amilozid®** ▶ **Aquaretic®** ▶ **Diursan®** ▶ **Durarese®** ▶ **Moduretik®**
Hydrochlorothiazid + Triamteren	▶ **Diuretikum Verla®** ▶ **Diutensat®**

H

	▶ **Duradiuret®** ▶ **Dytide H®** ▶ **Jenateren comp.®** ▶ **Nephral®** ▶ **SALI-PUREN®** ▶ **Thiazid-comp.-Wolff®** ▶ **Triampur comp.®** ▶ **Triamteren comp.®** ▶ **Triamteren/HCT®** ▶ **Triarese®** ▶ **Triazid®** ▶ **Tri.-Thiazid®** ▶ **Turfa®**
Hydrocodon	▶ **Dicodid®**
Hydrocort®	Hydrocortisonacetat (Hautbehandlungsmittel, Kortisonpräparat)
Hydrocortison	▶ **Dermallerg-ratiopharm®** ▶ **DermoPosterisan®** ▶ **Hydrocortison...®** ▶ **Hydrocutan®** ▶ **Hydroderm®** ▶ **Hydrogalen®** ▶ **Hydro-Wolff®** ▶ **RatioAllerg®** Hydrocortison-creme ▶ **Remederm®** ▶ **Sanatison®** ▶ **Systral Hydrocort Lotion®**
Hydrocortison-17-butyrat	▶ **Alfason®** ▶ **Laticort®**
Hydrocortisonacetat	▶ **Colifoam®** ▶ **Ebenol®** ▶ **Fenistil Hydrocortison®** ▶ **Ficortril®** ▶ **Hydrocortison-POS®** ▶ **Hydrocort®** ▶ **Hydrocutan®** ▶ **Posterine Corte®** ▶ **Soventol HC®** ▶ **Velopural®**
Hydrocortisonbuteprat	▶ **Pandel®**
Hydrocortisonhydrogensuccinat	▶ **Hydrocortison...®**

Hydrocortison...®	Hydrocortison oder Hydrocortison-hydrogensuccinat (Kortisonpräparat)
Hydrocortison-POS®	Hydrocortisonacetat (Augenheilmittel, Kortisonpräparat)
Hydrocutan®	Hydrocortison oder Hydrocortisonacetat (Kortisonpräparat)
Hydroderm®	Hydrocortison (Hautbehandlungsmittel, Kortison-präparat)
Hydrodermed Ery®	Erythromycin (Aknemittel)
Hydrogalen®	Hydrocortison (Hautbehandlungsmittel, Kortison-präparat)
Hydromedin®	Etacrynsäure (Harntreibendes Mittel)
Hydromorphon	▶ **Dilaudid®** ▶ **Palladon®**
Hydrotalcit	▶ **ANCID®** ▶ **Hydrotalcit...®** ▶ **Megalac Hydrotalcit®** ▶ **Talcid®** ▶ **Talidat®**
Hydrotalcit...®	Hydrotalcit (Magensäurebindendes Mittel)
Hydro-Wolff®	Hydrocortison (Hautbehandlungsmittel, Kortison-präparat)
Hydroxocobalamin	▶ **Aquo Cytobion®** ▶ **B12-...®** ▶ **Vitamin B 12...®** ▶ **Lophakomp B 12 Depot®**
Hydroxybuttersäure	▶ **Somsanit®**
Hydroxycarbamid	▶ **Litalir®** ▶ **Syrea®**
Hydroxychloroquin	▶ **Quensyl®**
Hydroxyethylcellulose	▶ **Lacrigel®**
Hydroxyethylrutoside	▶ **Venoruton®**
Hydroxyethylsalicylat	▶ **Dolo-Arthrosenex®** ▶ **Dolo-Rubriment®** ▶ **Etrat Sportgel®**

H

	▶ **Kytta®Creme/Gel** ▶ **Mobilat akut HES®** ▶ **Phardol mono®** ▶ **Phlogont®** ▶ **Rheubalmin Gel®** ▶ **Salhumin Gel®** ▶ **Traumasenex®** ▶ **Zuk®**
Hydroxyethylstärke	▶ **Expafusin®** ▶ **Haemofusin®** ▶ **HAES…®** ▶ **Hemohes®** ▶ **HyperHAES®** ▶ **Infukoll®** ▶ **Plasmafusin®** ▶ **Rheohes®** ▶ **Serag-HAES®** ▶ **Voluven®**
Hydroxyprogesteron	▶ **Progesteron-Depot®** ▶ **Proluton®**
Hydroxyzin	▶ **AH 3 N®**
Hydroxyzin	▶ **Atarax®** ▶ **Elroquil®**
Hy-GAG®	Hyaluronsäure (Mittel zur Gelenkbehandlung)
Hygroton®	Chlortalidon (Mittel bei Bluthochdruck, Harntreibendes Mittel)
Hylaform®	Hyaluronsäure (Mittel bei Hautdeformationen)
Hylase®	Hyaluronidase (Resorptionsbeschleuniger)
HYLO-COMOD®	Hyaluronsäure (Augenheilmittel, künstliche Tränen)
Hymecromon	▶ **Cholspasmin®** ▶ **Chol-Spasmoletten®**
HyperHAES®	Hydroxyethylstärke (Volumenersatzmittel)
Hypnomidate®	Etomidat (Narkosemittel)
Hypnorex®	Lithiumsalze (Mittel bei psychischen Erkrankungen)

Hypromellose	▶ **Artelac®** ▶ **Berberil® Dry Eye/-EDO®** ▶ **Cellugel®** ▶ **Celoftal®** ▶ **GenTeal®** ▶ **HPMC-Ophtal®** ▶ **Methocel®** ▶ **Sicca-Stulln®** ▶ **Sic-Ophtal®**
Hyrin®	Metoclopramid (Brechreizstillendes Mittel, Magen-Darm-Mittel)
Hysan®	Hyaluronsäure (Mittel zur Befeuchtung der Nase, Schnupfenmittel)

I

Ibandronsäure	▶ **BONDRONAT®**
Ibesartan	▶ **Aprovel®** ▶ **Karvea®**
Ibu...®	Ibuprofen (Rheumamittel, Schmerzmittel, Entzündungshemmendes Mittel, Fiebermittel)
Ibubeta®	Ibuprofen (Rheumamittel, Schmerzmittel, Entzündungshemmendes Mittel, Fiebermittel)
Ibudolor®	Ibuprofen (Schmerzmittel, Fiebermittel)
Ibuflam®	Ibuprofen (Rheumamittel, Schmerzmittel, Entzündungshemmendes Mittel, Fiebermittel)
Ibuhexal®	Ibuprofen (Rheumamittel, Schmerzmittel, Entzündungshemmendes Mittel, Fiebermittel)
Ibumerck...®	Ibuprofen (Rheumamittel, Schmerzmittel, Entzündungshemmendes Mittel, Fiebermittel)
Ibuphlogont®	Ibuprofen (Rheumamittel, Schmerzmittel, Entzündungshemmendes Mittel, Fiebermittel)
Ibuprof...®	Ibuprofen (Rheumamittel, Schmerzmittel, Entzündungshemmendes Mittel, Fiebermittel)
Ibuprofen	▶ **Aktren®** ▶ **Contraneural®** ▶ **Dismenol®** ▶ **Dolgit®** ▶ **Dolodoc®** ▶ **DOLO-PUREN®** ▶ **Dolormin®** ▶ **Dolo sanol®** ▶ **Esprenit®** ▶ **Eudorlin®** ▶ **Gynofug®** ▶ **Gyno-Neuralgin®**

	▶ **Ibu…®** ▶ **Ibubeta®** ▶ **Ibudolor®** ▶ **Ibuflam®** ▶ **Ibuhexal®** ▶ **Ibumerck…®** ▶ **Ibuphlogont®** ▶ **Ibuprof…®** ▶ **Ibuprofen…®** ▶ **Ibutop®** ▶ **Ilvico grippal®** ▶ **Imbun®** ▶ **Jenaprofen®** ▶ **Kontagripp®** ▶ **Mensoton®** ▶ **Migränin 400 mg Ibuprofen Dragees®** ▶ **Novogent®** ▶ **Nurofen®** ▶ **Optalidon 200 Filmtabletten®** ▶ **Opturem®** ▶ **Parsal®** ▶ **Pfeil Zahnschmerz Tabletten®** ▶ **Phamoprofen®** ▶ **RatioDolor®** ▶ **Schmerz-Dolgit®** ▶ **Spalt Liqua®** ▶ **Tabalon®** ▶ **Tempil…Ibuprofen®** ▶ **Tispol®** ▶ **Togal Ibuprofen®** ▶ **Trauma-Dolgit®** ▶ **Urem®**
Ibuprofen…®	Ibuprofen (Rheumamittel, Schmerzmittel, Entzündungshemmendes Mittel, Fiebermittel)
Ibutop®	Ibuprofen (Rheumamittel, Schmerzmittel, Entzündungshemmendes Mittel, Fiebermittel)
Ichtho-Bad®	Ammoniumbituminosulfonat, hell (Hautbehandlungsmittel, Badezusatz)
Ichthoderm®	Natriumbituminosulfonat, hell (Hautbehandlungsmittel)
Ichtholan®	Ammoniumbituminosulfonat (Hautbehandlungsmittel)

Ichtholan-Spezial®	Ammoniumbituminosulfonat (Mittel bei Gelenkerkrankungen)
Ichthosin®	Natriumbituminosulfonat, hell (Hautbehandlungsmittel)
Ichthraletten®	Natriumbituminosulfonat, Trockensubstanz (Hautbehandlungsmittel)
Icodextrin	▶ **Extraneal®**
Idarubicin	▶ **Zavedos®**
Idom®	Dosulepin (Mittel bei Depressionen)
Idoxuridin	▶ **Virunguent®** ▶ **Zostrum®**
Idril N sine®	Naphazolin (Augenheilmittel)
IFO-cell®	Ifosfamid (Mittel bei Krebserkrankungen)
Ifosfamid	▶ **Holoxan®** ▶ **IFO-cell®**
Ila-med®	Pipenzolatbromid (Krampflösendes Mittel)
ILIO-FUNKTION®	Dimeticon (Mittel bei Blähungen)
Ilomedin®	Iloprost (Mittel bei Durchblutungsstörungen)
Iloprost	▶ **Ilomedin®**
Ilvico grippal®	Ibuprofen (Schmerzmittel, Fiebermittel)
Imagopaque®	Iopentol (Röntgenkontrastmittel)
Imap®	Fluspirilen (Mittel bei psychischen Erkrankungen)
Imatinib	▶ **Glivec®**
Imbun®	Ibuprofen (Rheumamittel, Schmerzmittel, Entzündungshemmendes Mittel, Fiebermittel)
Imeron®	Iomeprol (Röntgenkontrastmittel)
Imeson®	Nitrazepam (Schlafmittel)

Imex®	Tetracyclin (Tetrazyklin-Antibiotikum)
Imidapril	▶ **Tanatril®**
Imidin®	Xylometazolin (Schnupfenmittel)
Imiglucerase	▶ **Cerezyme®**
Imigran®	Sumatriptan (Migränemittel)
Imipenem + Cilastatin	▶ **Zienam®**
Imipramin	▶ **Imipramin ...®** ▶ **Pryleugan®** ▶ **Tofranil®**
Imipramin ...®	Imipramin (Mittel bei Depressionen)
Imiquimod	▶ **Aldara®**
IMMUNATE STIM plus®	Blutgerinnungsfaktor VIII vom Menschen (Mittel bei Faktor VIII Mangel)
Immunglobulin, human	▶ **Beriglobin®** ▶ **ENDOBULIN®** ▶ **Flebogamma®** ▶ **Gammagard®** ▶ **Gamma-Venin®** ▶ **Intraglobin®** ▶ **Octagam®** ▶ **Polyglobin®** ▶ **Sandoglobulin®** ▶ **Tollwutglobulin®** ▶ **Venimmun®**
IMMUNINE STIM®	Blutgerinnungsfaktor IX vom Menschen (Mittel bei Faktor IX Mangel, Hämophilie B)
Imodium®	Loperamid (Mittel bei Durchfall)
Implanon®	Etonogestrel (Mittel zur Schwangerschaftsverhütung)
Importal®	Lactitol (Abführmittel, Mittel bei Lebererkrankungen)
Impromen®	Bromperidol (Mittel bei psychischen Erkrankungen)
Imukin®	Interferon gamma-1b (Mittel zur Beeinflussung des Immunsystems)

Imurek®	Azathioprin (Mittel zur Unterdrückung der Immunreaktion)
Inadine Salbengaze®	Povidoniod (Haut- und Wunddesinfektionsmittel)
Indanazolin	▶ **Farial®**
Indapamid	▶ **Indapamid...®** ▶ **INDA-PUREN®** ▶ **Natrilix®** ▶ **Sicco®**
Indapamid...®	Indapamid (Mittel bei Bluthochdruck)
INDA-PUREN®	Indapamid (Mittel bei Bluthochdruck)
Inderm®	Erythromycin (Aknemittel)
Indinavir	▶ **CRIXIVAN®**
Indo...®	Indometacin (Rheumamittel, Schmerzmittel, Entzündungshemmendes Mittel)
Indocolir®	Indometacin (Augenheilmittel, Entzündungshemmendes Mittel)
Indocontin®	Indometacin (Rheumamittel, Schmerzmittel, Entzündungshemmendes Mittel)
Indomet®	Indometacin (Rheumamittel, Schmerzmittel, Entzündungshemmendes Mittel)
Indometacin	▶ **Confortid®** ▶ **Elmetacin®** ▶ **Indo...®** ▶ **Indocolir®** ▶ **Indocontin®** ▶ **Indometacin...®** ▶ **Indomet®** ▶ **Inflam®** ▶ **Sigadoc®**
Indometacin...®	Indometacin (Rheumamittel, Schmerzmittel, Entzündungshemmendes Mittel)
Indoramin	▶ **Wydora®**

I

Infectobicillin®	Azidocillin (Oralpenicillin)
InfectoBicillin®	Phenoxymethylpenicillin-Benzathin (Oralpenicillin)
Infectocef®	Cefaclor (Cefalosporin-Antibiotikum)
Infectocillin®	Phenoxymethylpenicillin (Oralpenicillin)
Infectoclont®	Metronidazol (Antibiotikum)
Infectocortikrupp®	Prednisolon (Kortisonpräparat)
InfectoFlu®	Amantadin (Mittel bei Virusgrippe)
Infectofos®	Fosfomycin (Antibiotikum)
Infectokrupp®	Epinephrin (Bronchienerweiterndes Mittel)
Infectomox®	Amoxicillin (Breitbandpenicillin)
Infectomycin®	Erythromycin (Antibiotikum)
Infectopedicul®	Permethrin (Mittel bei Läusen)
Infectoroxit®	Roxithromycin (Makrolid-Antibiotikum)
Infectosoor®	Miconazol (Mittel bei Pilzinfektionen)
InfectoStaph®	Dicloxacillin (Penicillin)
InfectoStaph®	Oxacillin (Penicillin)
Infectotrimet®	Trimethoprim (Sulfonamid-Antibiotikum)
Inferax®	Interferon alfacon-1 (Mittel zur Beeinflussung des Immunsystems bei Hepatitis)
Infex®	Amantadin (Mittel bei Virusgrippe)
Inflam®	Indometacin (Rheumamittel, Schmerzmittel)

I

Inflanefran®	Prednisolon (Augenheilmittel, Kortisonpräparat)
Infliximab	▶ **Remicade®**
Infukoll®	Hydroxyethylstärke (Volumenersatzmittel)
Ingelan®	Isoprenalin (Hautbehandlungsmittel)
Inhacort®	Flunisolid (Kortisonpräparat)
Inimur myko®	Ciclopirox (Mittel bei Pilzinfektionen)
Inimur®	Nifuratel (Chemotherapeutikum)
Innohep®	Tinzaparinnatrium (Gerinnungshemmendes Mittel)
Inosin	▶ **Delimmun®**
Inosindimepranol-4-acetamidobenzoat-1:3	▶ **Isoprinosine®**
Insidon®	Opipramol (Mittel bei psychischen Erkrankungen)
Insulin Actraphane®	Insulin human-Isophan, biphasisch (Blutzuckersenkendes Mittel)
Insulin Actrapid...®	Insulin human (Blutzuckersenkendes Mittel)
Insulin aspart	▶ **NovoRapid®**
Insulin aspart, biphasisch	▶ **NovoMix®**
Insulin B.Braun ratiopharm Basal®	Insulin Isophan (Blutzuckersenkendes Mittel)
Insulin B. Braun ratiopharm Comb®	Insulin human-Isophan, biphasisch (Blutzuckersenkendes Mittel)
Insulin B. Braun®	Insulin human (Blutzuckersenkendes Mittel)
Insulin glargin	▶ **Lantus®**
Insulin human	▶ **Actrapid Human®** ▶ **Berlinsulin H Normal®** ▶ **Huminsulin Normal®** ▶ **Insulin Actrapid...®** ▶ **Insulin B.Braun®** ▶ **Insuman Infusat®** ▶ **Insuman Rapid**

Insulin human-Isophan, biphasisch	▶ **Berlinsulin H®** ▶ **Huminsulin Profil...®** ▶ **Insulin Actraphane®** ▶ **Insulin B.Braun ratiopharm Comb®** ▶ **Insulin Mixtard®** ▶ **Insuman Comb®**
Insulin human-Zink, gemischt	▶ **Insulin Monotard®**
Insulin human-Zink, kristallin	▶ **Insulin Ultratard®**
Insulin Insulatard Human®	▶ Insulin Isophan ▶ (Blutzuckersenkendes Mittel)
Insulin Isophan	▶ **Berlinsulin H Basal®** ▶ **Huminsulin Basal (NPH)®** ▶ **Insulin B.Braun ratiopharm Basal®** ▶ **Insulin Insulatard Human®** ▶ **Insulin Protaphan HM®** ▶ **Insuman Basal®**
Insulin lispro	▶ **Humalog®**
Insulin Mixtard®	Insulin human-Isophan, biphasisch (Blutzuckersenkendes Mittel)
Insulin Monotard®	Insulin human-Zink, gemischt (Blutzuckersenkendes Mittel)
Insulin normal/Schwein	▶ **Insulin S®** ▶ **Insulin S.N.C.®**
Insulin Novo Semilente MC®	Insulin-Zink-Injektionssuspension, amorph/Schwein (Blutzuckersenkendes Mittel)
Insulin Protaphan HM®	Insulin Isophan (Blutzuckersenkendes Mittel)
Insulin S.N.C.®	Insulin normal/Schwein (Blutzuckersenkendes Mittel)
Insulin S®	Insulin normal/Schwein (Blutzuckersenkendes Mittel)
Insulin Ultratard®	Insulin human-Zink, kristallin (Blutzuckersenkendes Mittel)
Insulin-Aminoquinorid/ Schwein	▶ **B-Insulin S®** ▶ **B-Insulin S.C.®**
Insulin-Zink-Injektions-suspension, amorph/ Schwein	▶ **Insulin Novo Semilente MC®**

Insuman Basal®	Insulin Isophan (Blutzuckersenkendes Mittel)
Insuman Comb®	Insulin human-Isophan, biphasisch (Blutzuckersenkendes Mittel)
Insuman Infusat®	Insulin human (Blutzuckersenkendes Mittel)
Insuman Rapid®	Insulin human (Blutzuckersenkendes Mittel)
Intal®	Cromoglicinsäure (Asthmamittel)
Integrilin®	Eptifibatid (Thrombozytenfunktionshemmer)
Interferon alfa-2a	▶ **Roferon-A®**
Interferon alfa-2b	▶ **IntronA®**
Interferon alfa-2b, liposomal/PEG	▶ **PegIntron®**
Interferon alfacon-1	▶ **Inferax®**
Interferon beta	▶ **Fiblaferon®**
Interferon beta-1a	▶ **AVONEX®** ▶ **Rebif®**
Interferon beta-1b	▶ **Betaferon®**
Interferon gamma-1b	▶ **Imukin®**
Intraglobin®	Immunglobulin, human (Mittel zur Vorbeugung und Behandlung von Infektionen)
IntronA®	Interferon alfa-2b (Mittel zur Beeinflussung des Immunsystems)
INVANZ®	Ertapenem (Antibiotikum)
Invirase®	Saquinavir (HIV-Medikament)
Iobitridol	▶ **Xenetix®**
Iodixanol	▶ **Visipaque®**
Iodoform	▶ **JODOFORM®**
Iohexol	▶ **Accupaque®** ▶ **Omnipaque®**
Iomeprol	▶ **Imeron®** ▶ **Iopamidol...®** ▶ **Solutrast®** ▶ **Unilux®**

Iopamidol...®	Iopamidol (Röntgenkontrastmittel)
Iopentol	▶ **Imagopaque®**
Iopidine®	Apraclonidin (Mittel bei erhöhtem Augeninnendruck)
Iopromid	▶ **Ultravist®**
Iosarcol	▶ **Melitrast®**
Iotrolan	▶ **Isovist®**
Iotroxinsäure	▶ **Biliscopin®**
Ioxaglinsäure	▶ **Hexabrix®**
Ioxitalaminsäure	▶ **Telebrix®**
Ipratropiumbromid	▶ **Atrovent®** ▶ **Itrop®**
Iprazochrom	▶ **Divascan®**
Irenat®	Natriumperchlorat (Mittel bei Schilddrüsenüberfunktion)
Irinotecan	▶ **Campto®**
Irtan®	Nedocromil (Mittel bei Allergien)
Iruxol N®	Clostridium histolyticum collagenase (Wundreinigungsmittel)
IS 5 mono...®	Isosorbidmononitrat (Herzmittel)
Iscover®	Clopidogrel (Thrombozytenfunktionshemmer)
ISDN...®	Isosorbiddinitrat (Herzmittel)
Ismanton®	Isosorbidmononitrat (Herzmittel)
ISMN...®	Isosorbidmononitrat (Herzmittel)
Ismo®	Isosorbidmononitrat (Herzmittel)
Iso Mack®	Isosorbiddinitrat (Herzmittel)
Isochinol®	Quinisocain (Mittel bei Juckreiz)
Isocillin®	Phenoxymethylpenicillin (Oralpenicillin)
Isoconazol	▶ **Travogen®**

I

Isofluran	▶ **Isofluran…®** ▶ **Forene®**
Isofluran…®	Isofluran (Inhalationsnarkosemittel)
Isoglaucon®	Clonidin (Mittel bei erhöhtem Augeninnendruck)
Isoket®	Isosorbiddinitrat (Herzmittel)
Isomonit®	Isosorbidmononitrat (Herzmittel)
Isoniazid	▶ **Isozid®** ▶ **Tebesium-s®**
Isonitolnicotinat	▶ **Nicolip®**
Isoprenalin	▶ **Ingelan®**
Isoprinosine®	Inosin-dimepranol-4-acetamidobenzoat-1:3 (Immunstimulans)
Isoprochin®	Propyphenazon (Fiebermittel, Schmerzmittel)
Isoptin®	Verapamil (Mittel bei Bluthochdruck, Mittel bei Erkrankung der Herzkranzgefäße, Mittel bei Herzrhythmusstörungen)
Isopto-Carbachol®	Carbachol (Mittel bei erhöhtem Augeninnendruck)
Isopto-Dex®	Dexamethason (Augenheilmittel, Kortisonpräparat)
Isopto-Flucon®	Fluorometholon (Augenheilmittel, Kortisonpräparat)
ISO-PUREN®	Isosorbiddinitrat (Herzmittel)
Isosorbiddinitrat	▶ **Diconpin®** ▶ **Duranitrat®** ▶ **ISDN…®** ▶ **Isoket®** ▶ **Iso Mack®** ▶ **ISO-PUREN®** ▶ **Isostenase®** ▶ **Jenacard®** ▶ **Nitrosorbon®** ▶ **TD Spray Iso Mack®**

Isosorbidmononitrat	▶ **Coleb-duriles®** ▶ **Conpin®** ▶ **Corangin®** ▶ **Duramonitat®** ▶ **Elantan®** ▶ **IS 5 mono...®** ▶ **Ismanton®** ▶ **ISMN...®** ▶ **Ismo®** ▶ **Isomonit®** ▶ **Isosorbidmononitrat...®** ▶ **Moni-Sanorania®** ▶ **MONIT-PUREN®** ▶ **Mono 5-Wolff®** ▶ **Mono acis®** ▶ **Monobeta®** ▶ **Monoclair®** ▶ **Mono-corax®** ▶ **Monolong®** ▶ **Mono Mack®** ▶ **Mononitrat Verla®** ▶ **Monopur®** ▶ **Monostenase®** ▶ **Olicard®** ▶ **Sigacora®** ▶ **Turimonit®**
Isosorbidmononitrat...®	Isosorbidmononitrat (Herzmittel)
Isostenase®	Isosorbiddinitrat (Herzmittel)
Isotone Kochsalzlösung...®	Natriumchlorid (Elektrolytlösung)
Isotone Natriumchloridlösung...®	Natriumchlorid (Elektrolytlösung)
Isotret-HEXAL®	Isotretinoin (Aknemittel)
Isotretinoin	▶ **Aknenormin®** ▶ **Isotret-HEXAL®** ▶ **Isotretinoin...®** ▶ **ISOTREX®** ▶ **Roaccutan®**
Isotretinoin...®	Isotretinoin (Aknemittel)

I

ISOTREX®	Isotretinoin (Aknemittel)
Isovist®	Iotrolan (Röntgenkontrastmittel)
Isozid®	Isoniazid (Tuberkulosemittel)
Ispenoral®	Phenoxymethylpenicillin (Oralpenicillin)
Isradipin	▶ **LOMIR®** ▶ **Vascal®**
Itracol®	Itraconazol (Mittel bei Pilzinfektionen)
Itraconazol	▶ **Itracol®** ▶ **Sempera®** ▶ **Siros®**
Itrop®	Ipratropiumbromid (Mittel bei Herzrhythmusstörungen)
Ixense®	Apomorphin (Mittel bei Erektionsstörungen)
Ixoten®	Trofosfamid (Mittel bei Krebserkrankungen)

I

J

Jacutin®	Lindan (Mittel bei Parasiten)
Jaikin N®	Polidimethylsiliconharz (Aknemittel)
Jatrosom N®	Tranylcypromin (Mittel bei Depressionen)
Jellin®	Fluocinolonacetonid (Hautbehandlungsmittel, Kortison-präparat)
Jellisoft®	Fluocinolonacetonid (Hautbehandlungsmittel, Kortison-präparat)
Jenacard®	Isosorbiddinitrat (Herzmittel)
Jenacillin®A/O 2 Mega I.E.	Benzylpenicillin-Procain (Depotpenicillin)
Jenacillin®V	Phenoxymethylpenicillin (Oralpenicillin)
Jenacyclin®	Doxycyclin (Tetrazyklin-Antibiotikum)
Jenafenac®	Diclofenac (Mittel bei Entzündungen und Rheuma, Schmerzmittel)
Jenamazol®	Clotrimazol (Mittel bei Pilzinfektionen)
Jenapamil®	Verapamil (Mittel bei Bluthochdruck, Mittel bei Erkrankung der Herzkranzgefäße, Mittel bei Herzrhythmusstörungen)
Jenaprofen®	Ibuprofen (Rheumamittel, Schmerzmittel, Entzündungshemmendes Mittel, Fiebermittel)
Jenapurinol®	Allopurinol (Mittel bei erhöhter Harnsäure)
Jenaspiron®	Spironolacton (Harntreibendes Mittel, Aldosteron-antagonist)

Jenaspirox®	Piroxicam (Rheumamittel)
Jenatenol®	Atenolol (Mittel bei Erkrankung der Herzkranzgefäße und Herzinfarkt, Mittel bei Herzrhythmusstörungen)
Jenateren comp.®	Hydrochlorothiazid + Triamteren (Mittel bei Bluthochdruck, Harntreibendes Mittel)
Jenoxifen®	Tamoxifen (Mittel bei Krebserkrankungen)
Jepidin®	Nifedipin (Mittel bei Bluthochdruck, Mittel bei Erkrankung der Herzkranzgefäße)
Jeprolol®	Metoprolol (Mittel bei Erkrankung der Herzkranzgefäße und Herzinfarkt, Mittel bei Bluthochdruck, Mittel bei Herzrhythmusstörungen)
Jodid...®	Kaliumjodid (Schilddrüsenmittel)
Jodletten®	Kaliumjodid (Schilddrüsenmittel)
JODOFORM®	Iodoform (Wundbehandlungsmittel)
JOMAX®	Bufexamac (Hautbehandlungsmittel)
Josamycin	▶ **Wilprafen®**
Jucapt®	Captopril (Mittel bei Bluthochdruck, Mittel bei Herzschwäche)
Juformin®	Metformin (Blutzuckersenkendes Mittel)
Jufurix®	Furosemid (Harntreibendes Mittel)
Junik®	Beclometason (Asthmamittel, Kortisonpräparat)
Junizac®	Ranitidin (Mittel zur Unterdrückung der Magensäuresekretion)
Justar®	Cicletanin (Mittel bei Bluthochdruck)

Jutabis®	Bisoprolol (Mittel bei Bluthochdruck, Mittel bei Erkrankung der Herzkranzgefäße)
Jutabloc®	Metoprolol (Herzmittel, Migränemittel, Mittel bei Bluthochdruck, Mittel bei Herzrhythmusstörungen)
Jutaclin®	Clindamycin (Lincosamid-Antibiotikum)
Jutadilat®	Nifedipin (Mittel bei Bluthochdruck, Mittel bei Erkrankung der Herzkranzgefäße)
Jutadol®	Tramadol (Schmerzmittel)
Jutagilin®	Selegilin (Parkinsonmittel)
Jutaglucon®	Glibenclamid (Blutzuckersenkendes Mittel)
Jutalar®	Doxazosin (Mittel bei Bluthochdruck)
Jutalex®	Sotalol (Mittel bei Herzrhythmusstörungen)
Jutamox®	Amoxicillin (Breitbandpenicillin)
Jutanorm®	Propafenon (Mittel bei Herzrhythmusstörungen)
Jutapress®	Nitrendipin (Mittel bei Bluthochdruck)
Juthiac®	Alpha-Liponsäure (Mittel bei Polyneuropathie)
Juvental®	Atenolol (Herzmittel, Mittel bei Bluthochdruck, Mittel bei Herzrhythmusstörungen)

K

Kaban®	Clocortolon (Hautbehandlungsmittel, Kortisonpräparat)
Kabanimat®	Clocortolon (Hautbehandlungsmittel, Kortisonpräparat)
KadeFungin®	Clotrimazol (Mittel bei Pilzinfektionen)
Kaletra®	Lopinavir (HIV-Medikament)
Kalinor-retard P®	Kaliumchlorid (Mittel bei Kaliummangel)
Kaliumcanrenoat	▶ **Aldactone 10 ml Lösung®** ▶ **Kalium-Can.-ratiopharm®**
Kaliumcitrat	▶ **Kalium Verla Granulat®**
Kalium duriles®	Kaliumchlorid (Mittel bei Kaliummangel)
Kalium jodatum®	Kaliumjodid (Schilddrüsenmittel)
Kalium Verla Granulat®	Kaliumcitrat (Mittel bei Kaliummangel)
Kaliumbromid	▶ **DIBRO-BE®**
Kalium-Can.-ratiopharm®	Kaliumcanrenoat (Aldosteronantagonist, Harntreibendes Mittel)
Kaliumchlorid	▶ **Kalinor-retard P®** ▶ **Kaliumchlorid...®** ▶ **1 M-Kaliumchlorid...®** ▶ **Kalium duriles®** ▶ **KCl-retard...®** ▶ **Rekawan®**
Kaliumchlorid...®	Kaliumchlorid (Mittel bei Kaliummangel)
1 M-Kaliumchlorid...®	Kaliumchlorid (Mittel bei Kaliummangel)
Kaliumiodid...®	Kaliumjodid (Schilddrüsenmittel)

Kaliumjodid	▶ **Jodletten®** ▶ **Jodid...®** ▶ **Kaliumiodid...®** ▶ **Kalium jodatum®** ▶ **Mono-Jod®** ▶ **Thyprotect®**
Kaliumnatriumhydrogen- citrat	▶ **Blanel®** ▶ **Uralyt-U®**
Kalkwasser	▶ **Dermi-cyl Allerg®**
Kalma®	Tryptophan (Mittel bei Depressionen, Schlafmittel)
Kalymin®	Pyridostigminbromid (Cholinesterasehemmer)
Kanamycin	▶ **Kanamycin...®** ▶ **Kanamytrex®** ▶ **Kana-Stulln®** ▶ **Kan-Ophtal®**
Kanamycin...®	Kanamycin (Aminoglykosid-Antibiotikum)
Kanamytrex®	Kanamycin (Aminoglykosid-Antibiotikum)
Kana-Stulln®	Kanamycin (Aminoglykosid-Antibiotikum)
Kanavit®	Phytomenadion (Vitamin K)
Kan-Ophtal®	Kanamycin (Aminoglykosid-Antibiotikum)
Kapanol®	Morphin (Schmerzmittel/BTM)
Karex-Wolff®	Erythromycin (Antibiotikum)
Karil®	Calcitonin (Kalziumstoffwechselregulator, Osteo- porosemittel)
Karison®	Clobetasol (Hautbehandlungsmittel, Kortison- präparat)
Karvea®	Ibesartan (Mittel bei Bluthochdruck)
Katadolon®	Flupirtin (Schmerzmittel)

Kattwilact®	Lactulose (Abführmittel, Mittel bei Leber- erkrankungen)
KCl-retard…®	Kaliumchlorid (Mittel bei Kaliummangel)
Keciflox®	Ciprofloxazin (Antibiotikum)
Keimax®	Ceftibuten (Cefalosporin-Antibiotikum)
Kenalog®	Triamcinolonacetonid (Kortisonpräparat)
Kendural®	Eisensulfat (Mittel bei Eisenmangel)
Kepinol®	Sulfamethoxazol + Trimethoprim (Sulfonamid-Antibiotikum)
Keppra®	Levetiracetam (Mittel bei Epilepsie)
Kerato Biciron®	Calciumpantothenat (Augenheilmittel)
Keratyl®	Nandrolon (Augenheilmittel)
Kerlone®	Betaxolol (Mittel bei Bluthochdruck)
Kessar®	Tamoxifen (Mittel bei Krebserkrankungen)
Keta-hameln®	Ketamin (Narkosemittel)
Ketamin	▶ **Keta-hameln®** ▶ **Ketamin…®**
Ketamin…®	Ketamin (Narkosemittel)
Ketanest S®	Esketamin (Narkosemittel)
Ketek®	Telithromycin (Antibiotikum)
Ketoconazol	▶ **Nizoral®**
Ketoconazol	▶ **Terzolin®**
Ketof®	Ketotifen (Asthmamittel, Mittel bei Allergien)

K

Ketoprofen	▶ **Alrheumun®** ▶ **Gabrilen®** ▶ **Ketoprofen…®** ▶ **Orudis®** ▶ **Spondylon®** ▶ **Togal MOBIL-GEL mit Ketoprofen®**
Ketoprofen…®	Ketoprofen (Rheumamittel, Schmerzmittel, Entzündungshemmendes Mittel)
Ketorolactrometamol	▶ **Acular®**
Ketosteril®	Desmeninol (Aminosäuresubstitution bei Niereninsuffiziens)
Ketotifen	▶ **Ketof®** ▶ **Ketotifen…®** ▶ **Pädiatifen®** ▶ **Zaditen®** ▶ **Zatofug®**
Ketotifen…®	Ketotifen (Asthmamittel, Mittel bei Allergien)
Kevatril®	Granisetron (Brechreizstillendes Mittel)
Kineret®	Anakinra (Rheumamittel)
Kirim…®	Bromocriptin (Parkinsonmittel, Mittel zur Senkung des Prolaktinspiegels)
Kivat®	Fluspirilen (Angstlösendes Mittel)
Klacid®	Clarithromycin (Makrolidantibiotikum)
Klinomycin®	Minocyclin (Antibiotikum/Tetracyclin)
Klinoxid®	Benzoylperoxid (Aknemittel)
Klismacort®	Prednisolon (Kortisonpräparat)
1 × Klysma Sorbit Klistier®	Sorbitol (Abführmittel)
Kogenate®	Octocog alfa/BHK (Mittel bei Hämophilie A)

K

Kohlensäurebad Bastian®	Natriumhydrogencarbonat (Mittel bei Bluthochdruck und Durchblutungsstörungen)
Kollagen	▶ **HEMOCOL®** ▶ **Medifome®** ▶ **Pangen®** ▶ **PROMOGRAN®** ▶ **SURGICOLL®** ▶ **TissuCone®** ▶ **TissuFleece®** ▶ **TissuFoil®** ▶ **Zyderm®** ▶ **Zyplast®**
Kollateral forte/i®	Moxaverin (Mittel bei Durchblutungsstörungen)
Kompensan Dimeticon®	Dimeticon (Mittel bei Blähungen)
Kompensan®	Aluminiumnatriumcarbonatdihydroxid (Magensäurebindendes Mittel)
Konakion®	Phytomenadion (Vitamin K)
Kontagripp®	Ibuprofen (Schmerzmittel, Fiebermittel)
Kortikoid-ratiopharm®	Triamcinolonacetonid (Kortisonpräparat)
Kreon®	Pankreas Pulver (Darmwirksames Enzym)
Kristallviolett-Lösung®	Methylrosaliniumchlorid (Mittel bei Pilzinfektionen)
Kryptocur®	Gonadorelin (Mittel bei Hodenhochstand)
Kupfer	▶ **Multiload Cu®**
Kupferorotat...®	Orotsäure, Kupfersäure (Mittel bei Kupfermangel)
Kybernin HS®	Antithrombin III (Mittel bei AT III Mangel)
Kytta®Creme/Gel	Hydroxyethylsalicylat (Rheumamittel, Mittel bei Venenentzündungen und stumpfen Verletzungen)

L

Labiosan®	Zinkoxid (Lippenbehandlungsmittel)
Labocane Anti-Juckreiz-Salbe®	Benzocain (Hautbehandlungsmittel)
Lacidipin	▶ **Motens®**
Lacophtal®	Povidon (Augenheilmittel)
Lacrigel®	Hydroxyethylcellulose (Augenheilmittel)
Lacrimal®	Polyvinylalkohol (Augenheilmittel)
Lacri-Stulln®	Povidon (Augenheilmittel)
Lactisan®	Milchsäure (Mittel bei Ausfluß)
Lactitol	▶ **Importal®**
Lactocur®	Lactulose (Abführmittel, Mittel bei Leber-erkrankungen)
Lactuflor®	Lactulose (Abführmittel, Mittel bei Leber-erkrankungen)
Lactulose	▶ **Bifinorma®** ▶ **Bifiteral®** ▶ **Eugalac®** ▶ **Hepaticum-Lac-Medice®** ▶ **Kattwilact®** ▶ **Lactocur®** ▶ **Lactuflor®** ▶ **Lactulose...®** ▶ **Lactuverlan®** ▶ **Laevilac S®** ▶ **Medilet®** ▶ **Tulotract®**
Lactulose...®	Lactulose (Abführmittel, Mittel bei Leber-erkrankungen)

Lactuverlan®	Lactulose (Abführmittel, Mittel bei Leber- erkrankungen)
Laevilac S®	Lactulose (Abführmittel, Mittel bei Leber- erkrankungen)
Lafol®	Folsäure (Mittel bei Folsäuemangel)
Lamictal®	Lamotrigin (Mittel bei Epilepsie)
Lamisil®	Terbinafin (Mittel bei Pilzinfektionen)
Lamivudin	▶ **Epivir®** ▶ **Zeffix®**
Lamotrigin	▶ **Lamictal**
Lamra®	Diazepam (Beruhigungsmittel)
Lanicor®	Digoxin (Herzmittel, Digitalispräparat)
Lanitop®	Metildigoxin (Herzmittel, Digitalispräparat)
Lansoprazol	▶ **Agopton®** ▶ **Lanzor®**
Lantarel®	Methotrexat (Mittel bei Krebserkrankungen)
Lantus®	Insulin glargin (Blutzuckersenkendes Mittel)
Lanzor®	Lansoprazol (Mittel zur Unterdrückung der Magen- säuresekretion)
L-Arginin-Hydrochlo- rid...®	Arginin (Elektrolytkonzentrat)
Lariam®	Mefloquin (Malariamittel)
Larylin Husten Löser®	Ambroxol (Schleimlösendes Mittel)
Larylin-Husten Stiller®	Dropropizin (Hustenstillendes Mittel)
Laryngomedin®	Hexamidin (Mund-Rachen-Desinfektionsmittel)

Laservis®	Hyaluronsäure (Mittel bei Augenoperationen)
Lasix®	Furosemid (Harntreibendes Mittel)
Latanoprost	▶ **XALATAN®**
Laticort®	Hydrocortison 17-butyrat (Hautbehandlungsmittel, Kortisonpräparat)
Laubeel®	Lorazepam (Beruhigungsmittel)
Laxagetten®	Bisacodyl (Abführmittel)
Laxanin®	Bisacodyl (Abführmittel)
Laxans ratiopharm Pico®	Natriumpicosulfat (Abführmittel)
Laxans-ratiopharm®	Bisacodyl (Abführmittel)
Laxbene®	Bisacodyl (Abführmittel)
Laxoberal Bisa...®	Bisacodyl (Abführmittel)
Laxoberal-Abführ...®	Natriumpicosulfat (Abführmittel)
Laxofalk®	Macrogol (Abführmittel)
Laxysat®	Bisacodyl (Abführmittel)
L-Carn®	Levocarnitin (Transporteiweiß)
LEBIC®	Baclofen (Muskelentspannendes Mittel)
Lederderm®	Minocyclin (Antibiotikum/Tetracyclin)
Lederfolat®	Calciumfolinat (Mittel bei Folsäuremangel)
Lederlind-Heilpaste®	Nystatin (Mittel bei Pilzinfektionen)
Lederlon®	Triamcinolonhexaacetonid (Kortisonpräparat)
Lefax®	Simeticon (Mittel bei Blähungen)

Leflunomid	▶ **Arava®**
Legalon SIL®	Silibinin (Gegengift für Knollenblätterpilz)
Leioderm-Solutio®	8-Chinolinolsulfat (Hautbehandlungsmittel)
Lemocin CX®	Chlorhexidin (Mund-Rachen-Desinfektionsmittel)
Lendormin®	Brotizolam (Schlafmittel)
Lenicet®	Aluminiumdiacetat (Hautbehandlungsmittel)
Lenogastrim	▶ **Granocyte®**
Lenoxin®	Digoxin (Herzmittel, Digitalispräparat)
Lentaron®	Formestan (Mittel bei Krebserkrankungen)
Lepirudin	▶ **Refludan®**
Leponex®	Clozapin (Mittel bei psychischen Erkrankungen)
Leptilan®	Valproinsäure (Mittel bei Epilepsie)
Lercanidipin	▶ **Carmen®** ▶ **Corifeo®**
Letrozol	▶ **Femara®**
Leukase N®	Framycetin (Aminoglykosid-Antibiotikum)
Leukeran®	Chlorambucil (Mittel bei Krebserkrankungen)
Leukichtan®	Natriumbituminosulfonat, hell (Wundbehandlungsmittel)
Leukominerase	Lithiumsalze (Mittel bei psychischen Erkrankungen, Mittel bei Depressionen)
Leukona-Aktiv-Rheuma-bad®	Benzylnicotinat (Rheumamittel)
Leukona-Sulfomoor-Bad®	Huminsäuren (Rheumamittel)
Leuprorelin	▶ **Enantone®** ▶ **Trenantone®** ▶ **Uno-Enantone®**

Leustatin®	Cladribin (Mittel bei Krebserkrankungen)
Levamisol	▶ **Ergamisol®**
Levetiracetam	▶ **Keppra®**
Levium®	Levomepromazin (Mittel bei psychischen Erkrankungen)
Levobunolol	▶ **Vistagan®**
Levocabastin	▶ **Levophta®** ▶ **Livocab®**
Levocarnitin	▶ **Biocarn®** ▶ **L-Carn®** ▶ **Nefrocarnit®**
Levocetirizin	▶ **XUSAL®**
Levodopa	▶ **Dopaflex®**
Levofloxacin	▶ **Oftaquix®** ▶ **Tavanic®**
Levogynon®	Levonorgestrel (Mittel zur Schwangerschaftsverhütung)
Levomenthol	▶ **Nifint®**
Levomenthol	▶ **Novopin MIG®**
Levomepromazin	▶ **Levium®** ▶ **Levomepromazin ...®** ▶ **Neurocil®**
Levomepromazin ...®	Levomepromazin (Mittel bei psychischen Erkrankungen)
Levomethadon	▶ **L-Polamidon®**
Levonorgestrel	▶ **Duofem®** ▶ **Levogynon®** ▶ **Microlut®** ▶ **Mikro-30®**
Levophta®	Levocabastin (Augenheilmittel bei Alergien)
Levothym®	Oxitriptan (Mittel bei psychischen Erkrankungen)
Levothyroxinnatrium	▶ **Berlthyrox®** ▶ **Euthyrox®** ▶ **Eferox®** ▶ **L-Thyroxin Henning®** ▶ **Thevier®**
Lexobene®	Diclofenac (Mittel bei Entzündungen und Rheuma, Schmerzmittel)

Lexostad®	Bromazepam (Beruhigungsmittel)
Lexotanil®	Bromazepam (Beruhigungsmittel)
LHRH®	Gonadorelin (Hypothalamushormon)
Li 450®	Lithiumsalze (Mittel bei psychischen Erkrankungen)
Librum Tabs®	Chlordiazepoxid (Beruhigungsmittel)
Licain®	Lidocain (Mittel zur örtlichen Betäubung)
Lidesthesin®	Lidocain (Mittel zur örtlichen Betäubung)
Lidocain	▶ **Dynexan-Mundgel®** ▶ **Gelicain®** ▶ **Heweneural®** ▶ **Licain®** ▶ **Lidesthesin®** ▶ **Lidocain...®** ▶ **Lidocainhydrochlorid IMS®** ▶ **Lidocard®** ▶ **Lidojekt®** ▶ **LidoPosterine®** ▶ **Lignocaine®** ▶ **Röwo-629 Röwo-Lidocain®** ▶ **Xylocain®** ▶ **Xylocitin-Ioc®** ▶ **Xyloneural®**
Lidocain...®	Lidocain (Mittel zur örtlichen Betäubung)
Lidocainhydrochlorid IMS®	Lidocain (Mittel bei Herzrhythmusstörungen)
Lidocard®	Lidocain (Mittel bei Herzrhythmusstörungen)
Lidojekt®	Lidocain (Mittel zur örtlichen Betäubung)
LidoPosterine®	Lidocain (Mittel zur örtlichen Betäubung)
Lignocaine®	Lidocain (Mittel zur örtlichen Betäubung)
Likuden®	Griseofulvin (Mittel bei Pilzinfektionen)

Limptar N®	Chinin (Malariamittel)
Lincomycin	▶ **Albiotic®**
Lindan	▶ **Delitex®** ▶ **Jacutin®**
Lindofluid N®	Bornylacetat (Rheumamittel, Mittel zur örtlichen Wärmebehandlung)
Lindoxyl®	Ambroxol (Schleimlösendes Mittel)
Linezolid	▶ **ZYVOXID®**
Linola Urea®	Harnstoff (Hautbehandlungsmittel)
Linoladiol®	Estradiol (Estrogen)
Linola-H®	Prednisolon (Hautbehandlungsmittel, Kortisonpräparat)
Linola-sept Creme®	Clioquinol (Hautdesinfektionsmittel)
Lioresal®	Baclofen (Muskelentspannendes Mittel)
Liothyronin	▶ **Thybon®** ▶ **Thyrotardin®** ▶ **Trijodthyronin®**
Lipanthyl®	Fenofibrat (Blutfettsenkendes Mittel)
Lipazym®	Pankreas Pulver (Darmwirksames Enzym)
Lipidil®	Fenofibrat (Blutfettsenkendes Mittel)
Lipocol-Merz®	Colestyramin (Blutfettsenkendes Mittel)
Lipo-Merz-retard®	Etofibrat (Blutfettsenkendes Mittel)
Liponsäure ratiopharm®	Alpha-Liponsäure (Mittel bei Polyneuopathie)
Liposic®	Carbomer (Augenheilmittel)
Lipotalon®	Dexamethason (Rheumamittel, Kortisonpräparat)

Lipox®	Bezafibrat (Blutfettsenkendes Mittel)
Liquemin®	Heparin (Gerinnungshemmendes Mittel)
Liquifilm N®	Polyvinylalkohol (Augenheilmittel, Filmbildner)
Liquigel®	Carbomer (Augenheilmittel)
Liserdol®	Metergolin (Prolaktinhemmer, Dopamin-Antagonist, Serotonin-Antagonist)
Lisi…®	Lisinopril (Mittel bei Bluthochdruck, Herzinfarkt und Herzschwäche)
Lisibeta®	Lisinopril (Mittel bei Bluthochdruck, Herzinfarkt und Herzschwäche)
Lisigamma®	Lisinopril (Mittel bei Bluthochdruck, Herzinfarkt und Herzschwäche)
Lisihexal®	Lisinopril (Mittel bei Bluthochdruck, Mittel bei Herzschwäche)
Lisino®	Loratadin (Mittel bei Allergien)
Lisinopril	▶ **Acerbon®** ▶ **CORIC®** ▶ **Lisi…®** ▶ **Lisibeta®** ▶ **Lisigamma®** ▶ **Lisihexal®** ▶ **Lisinopril…®** ▶ **Lisodura®**
Lisinopril…®	Lisinopril (Mittel bei Bluthochdruck, Herzinfarkt und Herzschwäche)
Liskantin®	Primidon (Mittel bei Epilepsie)
Lisodura®	Lisinopril (Mittel bei Bluthochdruck, Mittel bei Herzschwäche)
Lisurid	▶ **Cuvalit®**

L

Lisurid	▶ **Dopergin®**
Litalir®	Hydroxycarbamid (Mittel bei Krebserkrankungen)
Lithium…®	Lithiumsalze (Mittel bei psychischen Erkrankungen)
Lithiumsalze	▶ **Hypnorex®** ▶ **Leukominerase®** ▶ **Li 450®** ▶ **Lithium…®** ▶ **Quilonum®**
Liviella®	Tibolon (Mittel bei klimakterischen Beschwerden)
Livocab®	Levocabastin (Mittel bei Allergien)
Livotab®	Loratadin (Mittel bei Allergien)
Lobeta®	Loratadin (Mittel bei Allergien)
Locabiosol®	Fusafungin (Antibiotikum)
LOCACORTEN®	Flumetason (Hautbehandlungsmittel, Kortison- präparat)
Loceryl®	Amorolfin (Mittel bei Pilzinfektionen)
LOCOL®	Fluvastatin (Blutfettsenkendes Mittel)
Lodoxamid	▶ **Alomide®**
Lofepramin	▶ **Gamonil®**
Loftan®	Salbutamol (Bronchienerweiterndes Mittel)
Lomefloxazin	▶ **Okacin®**
Lomexin®	Fenticonazol (Mittel bei Pilzinfektionen)
LOMIR®	Isradipin (Mittel bei Bluthochdruck)
Lomupren®	Cromoglicinsäure (Mittel bei Allergien)
Lomustin	▶ **Cecenu®**
Lonazolac	▶ **Argun®**

Longum®	Sulfalen (Mittel zur Malariavorbeugung, Sulfonamid)
Lonolox®	Minoxidil (Mittel bei Bluthochdruck)
Lopalind®	Loperamid (Mittel bei Durchfall)
Lop-Dia®	Loperamid (Mittel bei Durchfall)
Lopedium®	Loperamid (Mittel bei Durchfall)
Lopepham®	Loperamid (Mittel bei Durchfall)
LOPERA-BASICS®	Loperamid (Mittel bei Durchfall)
Loperamid	▶ **Azuperamid®** ▶ **Boxolip®** ▶ **Duralopid®** ▶ **Endiaron®** ▶ **Imodium®** ▶ **Lopalind®** ▶ **Lop-Dia®** ▶ **Lopedium®** ▶ **Lopepham®** ▶ **LOPERA-BASICS®** ▶ **Loperamid ...®** ▶ **Loperhoe®**
Loperamid ...®	Loperamid (Mittel bei Durchfall)
Loperhoe®	Loperamid (Mittel bei Durchfall)
Lophakomp – B12®	Cyanocobalamin (Vitamin B 12)
Lophakomp – B 12 Depot®	Hydroxocobalamin (Vitamin B 12)
Lophakomp-Procain®	Procain (Mittel zur örtlichen Betäubung, Mittel bei Durchblutungsstörungen)
Lopinavir	▶ **Kaletra®**
Lopirin cor®	Captopril (Mittel bei Bluthochdruck, Mittel bei Herzschwäche)

L

Loprazolam	▶ **Sonin®**
Lopresor®	Metoprolol (Mittel bei Herzrhythmusstörungen, Migräne, Bluthochdruck und Erkrankungen der Herzkranzgefäße)
LORA BASICS®	Loratadin (Mittel bei Allergien)
Loracarbef	▶ **Lorafem®**
Loraclar®	Loratadin (Mittel bei Allergien)
Loraderm®	Loratadin (Mittel bei Allergien)
Lorafem®	Loracarbef (Betalactam-Antibiotikum)
Loragalen®	Loratadin (Mittel bei Allergien)
Loragamma®	Loratadin (Mittel bei Allergien)
Loralerg®	Loratadin (Mittel bei Allergien)
Lora-Lich®	Loratadin (Mittel bei Allergien)
Lorano®	Loratadin (Mittel bei Allergien)
LORA-PUREN®	Loratadin (Mittel bei Allergien)
Loratadin	▶ **Lisino®** ▶ **Livotab®** ▶ **Lobeta®** ▶ **LORA BASICS®** ▶ **Loraclar®** ▶ **Loraderm®** ▶ **Loragalen®** ▶ **Loragamma®** ▶ **Loralerg®** ▶ **Lora-Lich®** ▶ **Lorano®** ▶ **LORA-PUREN®** ▶ **Loratadin...®** ▶ **Loratadura®** ▶ **Vividrin Tabletten Wirkstoff Loratadin®**
Loratadin...®	Loratadin (Mittel bei Allergien)

Loratadura®	Loratadin (Mittel bei Allergien)
Lorazepam	▶ **Duralozam®** ▶ **Laubeel®** ▶ **Lorazepam-ratiopharm®** ▶ **Somagerol®** ▶ **Tavor®** ▶ **Tolid®**
Lorazepam-ratiopharm®	Lorazepam (Beruhigungsmittel)
Loretam®	Lormetazepam (Schlafmittel)
Lormetazepam	▶ **Ergocalm®** ▶ **Loretam®** ▶ **Lormetazepam...®** ▶ **Noctamid®**
Lormetazepam...®	Lormetazepam (Schlafmittel)
Lornoxicam	▶ **Telos®**
LORZAAR®	Losartan (Mittel bei Bluthochdruck, Mittel bei Herzschwäche)
Losartan	▶ **LORZAAR®**
Löscalcon®	Calciumcarbonat (Mittel bei Kalziummangel)
Lösferron®	Eisengluconat (II) (Mittel bei Eisenmangel)
Lösnesium Brausegranulat®	Magnesiumoxid, leichtes (Mittel bei Magnesiummangel)
Lösnesium®	Magnesiumcarbonat (Mittel bei Magnesiummangel)
Lovastatin	▶ **MEVINACOR®**
Loxin®	Azelastin (Mittel bei Allergien)
L-Polamidon®	Levomethadon (Mittel bei Opiatentzug/BTM)
L-Thyroxin Henning®	Levothyroxin natrium (Schilddrüsenmittel)
L-Tryptophan-ratiopharm®	Tryptophan (Schlafmittel)
Ludiomil®	Maprotilin (Mittel bei psychischen Erkrankungen)

Lumefantrin	▶ **Riamet®**
Lumigan®	Bimatoprost (Mittel bei erhöhtem Augeninnendruck)
Luminal®	Phenobarbital (Mittel bei Epilepsie, Mittel zur Narkose-vorbereitung)
Luminaletten®	Phenobarbital (Mittel bei Epilepsie)
Lumirem®	Ferumoxsil (Diagnosehilfsmittel)
Lutrelef®	Gonadorelin (Hypothalamushormon)
Lutropin alfa	▶ **Luveris®**
Luveris®	Lutropin alfa (Ovulationsauslöser)
Lygal Kopfsalbe N®	Salicylsäure (Schuppenmittel)
Lygal Kopftinktur N®	Prednisolon (Hautbehandlungsmittel, Kortison-präparat)
Lynestreol	▶ **Orgametril®**
Lyogen®	Fluphenazin (Mittel bei psychischen Erkrankungen)
Lyorodin®	Fluphenazin (Mittel bei psychischen Erkrankungen)
LYOVAC-COSMEGEN®	Dactinomycin (Mittel bei Krebserkrankungen)
Lysthenon®	Suxamethoniumchlorid (Muskelentspannendes Mittel)

M

MabCampath®	Alemtuzumab (Mittel bei Leukämie)
MabThera®	Rituximab (Tumorimmunmittel)
Macrogol	▶ **Forlax®** ▶ **Glandomed®** ▶ **Laxofalk®**
Magaldrat	▶ **Gastripan®** ▶ **Gastrostad®** ▶ **Glysan®** ▶ **Hevert-Mag®** ▶ **Magaldrat…®** ▶ **Magastron®** ▶ **Marax®** ▶ **Riopan®** ▶ **Simaphil®**
Magaldrat…®	Magaldrat (Magensäurebindendes Mittel)
Magastron®	Magaldrat (Magensäurebindendes Mittel)
Magium 5/10 Brause®	Magnesiumoxid, leichtes (Mittel bei Magnesiummangel)
Magium®	Magnesiumhydrogenaspartat (Mittel bei Magnesiummangel)
Magnaaspart®	Magnesiumhydrogenaspartat (Mittel bei Magnesiummangel)
Magnerot 200/500/1000®	Magnesiumgluconat (Mittel bei Magnesiummangel)
Magnerot A-120/-300/-500®	Magnesiumhydrogenaspartat (Mittel bei Magnesiummangel)
Magnerot classic®	Orotsäure, Magnesiumsalz (Mineralstoffpräparat)
Magnerot N Magnesiumtabletten®	Magnesiumhydrogenphosphat (Mittel bei Magnesiummangel)
Magnerot N®	Magnesiumcitrat (Mittel bei Magnesiummangel)

Magnesiocard®	Magnesiumaspartathydrochlorid (Mittel bei Magnesiummangel)
Magnesium 100 Jenapharm®	Magnesiumcarbonat (Mittel bei Magnesiummangel)
Magnesium 50 Apogepha®	Magnesiumadipat (Mittel bei Magnesiummangel)
Magnesium 500 von ct®	Magnesiumhydrogenaspartat (Mittel bei Magnesiummangel)
Magnesium beta®	Magnesiumoxid, leichtes (Mittel bei Magnesiummangel)
Magnesium Diasporal®	Magnesiumsulfat (Mittel bei Magnesiummangel)
Magnesium Kautablette® JENAPHARM	Magnesiumhydrogenaspartat (Mittel bei Magnesiummangel)
Magnesium ratiopharm® Kautabletten	Magnesiumhydrogenaspartat (Mittel bei Magnesiummangel)
Magnesium STADA®	Magnesiumoxid, schweres (Mittel bei Magnesiummangel)
Magnesium Tonil®	Magnesiumoxid, schweres (Mittel bei Magnesiummangel)
Magnesium Verla Brausetabletten®	Magnesiumhydrogenaspartat (Mittel bei Magnesiummangel)
Magnesium Verla i. v. 50 %®	Magnesiumsulfat (Mittel bei Magnesiummangel)
Magnesium Verla Injektionslösung®	Magnesiumhydrogenglutamat (Mittel bei Magnesiummangel)
Magnesium Verla Kautabletten®	Magnesiumhydrogenaspartat (Mittel bei Magnesiummangel)
Magnesium Verla N Dragees®	Magnesiumcitrat + Magnesiumhydrogenglutamat (Mittel bei Magnesiummangel)
Magnesium Verla N Konzentrat Pulver…®	Magnesiumbishydrogenaspart (Mittel bei Magnesiummangel)
Magnesiumadipat	▶ **Magnesium 50 Apogepha®**
Magnesiumaspartathydrobromid	▶ **Vernelan®**
Magnesiumaspartathydrochlorid	▶ **Magnesiocard®**
Magnesiumbishydrogenaspart	▶ **Magnesium Verla N® Konzentrat Pulver…®**

M

Magnesiumcarbonat	▶ **Lösnesium®** ▶ **Magnesium 100 Jenapharm®** ▶ **Palmicol Magnesiumtabletten®**
Magnesiumcitrat	▶ **Magnerot N®** ▶ **Magnesium-Diasporal®** ▶ **Magnesium Verla N Dragees®**
Magnesium-Diasporal®	Magnesiumcitrat +Magnesiumoxid, schweres (Mittel bei Magnesiummangel)
Magnesiumgluconat	▶ **Magnerot 200/500/1000®**
Magnesiumhydrogen-aspartat	▶ **Bastil-Mag®** ▶ **Magium®** ▶ **Magnaaspart®** ▶ **Magnerot A-120/-300/-500®** ▶ **Magnesium 500 von ct®** ▶ **Magnesium Kautablette JEN-APHARM®** ▶ **Magnesium ratiopharm Kautabletten®** ▶ **Magnesium-Sandoz Brausetabletten®** ▶ **Magnesium Verla Brausetabletten®** ▶ **Magnesium Verla Kautabletten®** ▶ **MG 5 – Granulat®** ▶ **MG 5 – Longoral®** ▶ **Mg-nor®** ▶ **TOGASAN Magnesium Brause-tabletten®**
Magnesiumhydrogen-citrat	▶ **Biomagnesin Lutschtabletten®**
Magnesiumhydrogen-glutamat	▶ **Geo-magnit®** ▶ **Magnesium Verla Injektionslösung®** ▶ **Magnesium Verla N Dragees®**
Magnesiumhydrogen-phosphat	▶ **Biomagnesin Lutschtabletten®** ▶ **Geo-magnit®** ▶ **Magnerot N Magnesiumtabletten®**
Magnesium-Optopan®	Magnesiumoxid, schweres (Mittel bei Magnesiummangel)
Magnesiumoxid, leichtes	▶ **Biolectra Magnesium 240 forte Brausetabletten®** ▶ **Lösnesium Brausegranulat®** ▶ **Magium 5/10 Brause®** ▶ **Magnesium beta®**

M

Magnesiumoxid, schweres	▶ **Magnesium-Diasporal®** ▶ **Magnesium-Optopan®** ▶ **Magnesium STADA®** ▶ **Magnesium Tonil®** ▶ **Magnetrans forte®** ▶ **Magno sanol®**
Magnesiumperoxid	▶ **Ozovit®**
Magnesiumpyridoxal-phosphatglutamat	▶ **Sedalipid®**
Magnesium-Sandoz Brausetabletten®	Magnesiumhydrogenaspartat (Mittel bei Magnesiummangel)
Magnesiumsulfat	▶ **Cormagnesin®** ▶ **F.X. Passage SL®** ▶ **Magnesium Diasporal®** ▶ **Magnesium Verla i. v. 50 %®** ▶ **Mg 5-Sulfat®** ▶ **Retterspitz Darmreinigungspulver®**
MAGNESOROT®	Orotsäure, Magnesiumsalz (Mittel bei Magnesiummangel)
Magnetrans forte®	Magnesiumoxid, schweres (Mittel bei Magnesiummangel)
Magnevist®	Gadopentetsäure (Kontrastmittel)
Magno sanol®	Magnesiumoxid, schweres (Mittel bei Magnesiummangel)
Makatussin Codein®	Codein (Hustenstillendes Mittel)
Malipuran®	Bufexamac (Hautbehandlungsmittel)
Mallebrin Lutschtabletten®	Hexaharnstoffaluminiumchlorat (Mund- und Rachenmittel)
Mallebrin Konzentrat®	Aluminiumchlorid (Mund- und Rachenmittel)
Malton E®	RRR-Alpha-Tocopherol (Vitamin E)
Mandofen®	Tamoxifen (Mittel bei Krebserkrankungen)
Mangafodipir	▶ **Teslascan®**
Maninil®	Glibenclamid (Blutzuckersenkendes Mittel)
Mannit-Lösung®	Mannitol (Osmotisches harntreibendes Mittel)

Mannitol	▶ **Mannit-Lösung®** ▶ **Mannitol-...®** ▶ **Osmofundin®** ▶ **Thomaemannit®**
Mannitol-...®	Mannitol (Osmotisches harntreibendes Mittel)
MAOtil®	Selegilin (Parkinsonmittel)
Mapox®	Aciclovir (Mittel bei Herpesinfektionen)
Maprolu®	Maprotilin (Mittel bei Depressionen)
Maprotilin	▶ **Deprilept®** ▶ **Ludiomil®** ▶ **Maprolu®** ▶ **Maprotilin...®**
Maprotilin...®	Maprotilin (Mittel bei Depressionen)
Maranon H®	Natriumhypochlorit (Reinigungs- und Desinfektionsmittel)
Marax®	Magaldrat (Magensäurebindendes Mittel)
Marcumar®	Phenprocoumon (Gerinnungshemmendes Mittel)
Marcuphen®	Phenprocoumon (Gerinnungshemmendes Mittel)
Marduk®	Benzoylperoxid (Aknemittel)
Mareen®	Doxepin (Mittel bei psychischen Erkrankungen)
Marienbader Pillen N®	Bisacodyl (Abführmittel)
Marolderm®	Dexpanthenol (Wundbehandlungsmittel)
Mavid®	Clarithromycin (Makrolidantibiotikum)
Maxalt®	Rizatriptan (Migränemittel)
Maxipime®	Cefepim (Cefalosporin-Antibiotikum)
M-beta®	Morphin (Schmerzmittel/BTM)

MCP…®	Metoclopramid (Brechreizstillendes Mittel, Magen-Darm-Mittel)
M-dolor®	Morphin (Schmerzmittel/BTM)
Meaverin®	Mepivacain (Mittel zur örtlichen Betäubung)
Mebemerck®	Mebeverin (Krampflösendes Mittel)
Mebenzadol	▶ **Surfont®** ▶ **Vermox®**
Mebeverin	▶ **Duspatal®** ▶ **Mebemerck®**
Mecain®	Mepivacain (Mittel zur örtlichen Betäubung)
Meclocyclin	▶ **Meclosorb®**
Meclofenoxat	▶ **CERUTIL®** ▶ **Helfergin®**
Meclosorb®	Meclocyclin (Tetrazyklin-Antibiotikum)
Meclozin	▶ **Peremesin®** ▶ **Postadoxin®** ▶ **Postafen®**
Medazepam	▶ **Medazepam…®** ▶ **Rudotel®** ▶ **Rusedal®**
Medazepam…®	Medazepam (Beruhigungsmittel)
Mediabet®	Metformin (Blutzuckersenkendes Mittel)
Medifome®	Kollagen (Mittel zur Blutstillung)
Medikinet®	Methylphenidat (Mittel bei ADHS)
Medilet®	Lactulose (Abführmittel, Mittel bei Leber-erkrankungen)
Mediolax®	Bisacodyl (Abführmittel)
Medobiotin®	Biotin (Vitamin H)

Medophyll®	Thymol (Wundbehandlungsmittel)
Medrate Solubile®	Methylprednisolon (Kortisonpräparat)
Medrogeston	▶ **Prothil®**
Medroxyprogesteron	▶ **Clinofem®** ▶ **Clinovir®** ▶ **Depo-Clinovir®** ▶ **Farlutal®** ▶ **MPA-...®**
Meerwasser	▶ **Rhinomer®** ▶ **Rhinospray Atlantik®**
Mefenaminsäure	▶ **Parkemed®** ▶ **Ponalar®**
Mefloquin	▶ **Lariam®**
Mefoxitin®	Cefoxitin (Cefalosporin-Antibiotikum)
Megacillin oral®	Phenoxymethylpenicillin (Oralpenicillin)
Megalac Almasilat®	Almasilat (Magensäurebindendes Mittel)
Megalac Hydrotalcit®	Hydrotalcit (Magensäurebindendes Mittel)
Megestat®	Megestrolacetat (Hormon)
Megestrolacetat	▶ **Megestat®**
Meglucon®	Metformin (Blutzuckersenkendes Mittel)
Meladinine®	Methoxsalen (Hautbehandlungsmittel)
Melitrast®	Iosarcol (Röntgenkontrastmittel)
Melleretten®	Thioridazin (Mittel bei psychischen Erkrankungen)
Melleril®	Thioridazin (Mittel bei psychischen Erkrankungen)
Melneurin®	Melperon (Mittel bei psychischen Erkrankungen)
Melopat®	Betahistin (Mittel bei Schwindel)
Meloxicam	▶ **Mobec®**

M

Melperomerck®	Melperon (Mittel bei psychischen Erkrankungen)
Melperon	▶ **Eunerpan®** ▶ **Harmosin®** ▶ **Melneurin®** ▶ **Melperomerck®** ▶ **Melperon...®** ▶ **MEL-PUREN®**
Melperon...®	Melperon (Mittel bei psychischen Erkrankungen)
Melphalan	▶ **Alkeran®**
MEL-PUREN®	Melperon (Mittel bei psychischen Erkrankungen)
Memantin	▶ **Ebixa®**
MEMO-PUREN®	Piracetam (Mittel bei Gehirnleistungsstörungen)
Menogon®	Menotropin (Hypophysenvorderlappenhormon)
Menorest®	Estradiol (Estrogen)
Menotropin	▶ **Menogon®**
Mensoton®	Ibuprofen (Schmerzmittel)
Mepihexal®	Mepivacain (Mittel zur örtlichen Betäubung)
Mepindolol	▶ **Corindolan®**
Mepivacain	▶ **Meaverin®** ▶ **Mecain®** ▶ **Mepihexal®** ▶ **Mepivacain...®** ▶ **Mepivastesin®** ▶ **Scandicain®**
Mepivacain...®	Mepivacain (Mittel zur örtlichen Betäubung)
Mepivastesin®	Mepivacain (Mittel zur örtlichen Betäubung)
Meprobamat	▶ **Meprobamat®**
Meprobamat®	Meprobamat (Beruhigungsmittel)
Meptazinol	▶ **Meptid®**
Meptid®	Meptazinol (Schmerzmittel)

M

Mequitazin	▶ **Metaplexan®**
Mercaptamin	▶ **Cystagon®**
Mercaptopurin	▶ **Puri-Nethol®**
Mercuval®	Dimercaptopropansulfonsäure (Gegengift für Blei und Quecksilber)
Mereprine®	Doxylamin (Beruhigungsmittel, Mittel bei Allergien)
Meresa®	Sulpirid (Mittel bei psychischen Erkrankungen)
Merimono®	Estradiolvalerat (Estrogen)
Meronem®	Meropenem (Betalactam-Antibiotikum)
Meropenem	▶ **Meronem®**
Mesalazin	▶ **Asacolitin®** ▶ **Claversal®** ▶ **Pentasa®** ▶ **Salofalk®**
Mescorit®	Metformin (Blutzuckersenkendes Mittel)
Mesna	▶ **MESNA-cell®** ▶ **Mistabronco®** ▶ **Uromitexan®**
MESNA-cell®	Mesna (Schützendes Mittel für die Krebsbehandlung)
Mespafin®	Doxycyclin (Tetrazyklin-Antibiotikum)
Mesterolon	▶ **Proviron®** ▶ **Vistimon®**
Mestinon®	Pyridostigminbromid (Cholinesterasehemmer)
Mesulfen	▶ **Citemul S®**
Mesuximid	▶ **Petinutin®**
Met®	Metformin (Blutzuckersenkendes Mittel)
Metalcaptase®	Penicillamin (Mittel bei Polyarthritis, Gegengift für Schwermetalle)
Metalgin®	Metamizol (Schmerzmittel, Krampflösendes Mittel)

M

Metalyse®	Tenecteplase (Fibrinauflösendes Mittel)
Metamizol	▶ **Analgin®** ▶ **Berlosin®** ▶ **Metalgin®** ▶ **Metamizol...®** ▶ **Nopain®** ▶ **Novalgin®** ▶ **Novaminsulfon...®**
Metamizol...®	Metamizol (Schmerzmittel, Fiebermittel, Krampflösendes Mittel)
Metaplexan®	Mequitazin (Mittel bei Allergien)
Metenolon	▶ **Primobolan®**
Meteosan®	Dimeticon (Mittel bei Blähungen)
Metergolin	▶ **Liserdol®**
Metex®	Methotrexat (Mittel bei Krebserkrankungen)
Metfogamma®	Metformin (Blutzuckersenkendes Mittel)
Metfor-acis®	Metformin (Blutzuckersenkendes Mittel)
Metform®	Metformin (Blutzuckersenkendes Mittel)
Metformin	▶ **Biocos®** ▶ **Diabesin®** ▶ **Diabetase®** ▶ **Espa-formin®** ▶ **Glucobon®** ▶ **Glucophage®** ▶ **Juformin®** ▶ **Mediabet®** ▶ **Meglucon®** ▶ **Mescorit®** ▶ **Met®** ▶ **Metfogamma®** ▶ **Metfor-acis®** ▶ **Metform®** ▶ **Metformin...®** ▶ **Siofor®** ▶ **Thiabet®**

Metformin...®	Metformin (Blutzuckersenkendes Mittel)
Methanthelinumbromid	▶ **Vagantin®**
Methenamin	▶ **Antihydral®** ▶ **Urotractan®**
Methenamin-Sibernitrat 1:2	▶ **Fissan®**
Methergin®	Methylergometrin (Uterusmittel)
Methionin	▶ **Acimethin®** ▶ **Acimol®** ▶ **Blemathin®** ▶ **Methionin...®** ▶ **Methiotrans®** ▶ **Uromethin®**
Methionin...®	Methionin (Mittel zur Harnansäuerung)
Methiotrans®	Methionin (Mittel zur Harnansäuerung)
Methizol®	Thiamazol (Mittel bei Schilddrüsenüberfunktion)
Methocarbamol	▶ **Ortoton®**
Methocel®	Hypromellose (Augenheilmittel)
Methohexital	▶ **Brevimytal Natrium®**
Methotrexat	▶ **Farmitrexat®** ▶ **Lantarel®** ▶ **Metex®** ▶ **Methotrexat...®** ▶ **MTX®** ▶ **O-trexat®**
Methotrexat...®	Methotrexat (Mittel bei Krebserkrankungen)
Methoxsalen	▶ **Meladinine®**
Methyldopa	▶ **Dopegyt®** ▶ **Methyldopa...®** ▶ **Presinol®**
Methyldopa...®	Methyldopa (Mittel bei Bluthochdruck)
Methylenblau Vitis®	Methylthioniumchlorid (Gegengift für Methämoglobin)

Methylergobrevin®	Methylergometrin (Uterusmittel)
Methylergometrin	▶ **Methergin®** ▶ **Methylergobrevin®** ▶ **Methylergometrin...®**
Methylergometrin...®	Methylergometrin (Uterusmittel)
Methylphenidat	▶ **Equasym®** ▶ **Medikinet®** ▶ **Ritalin®**
Methylprednisolon	▶ **Advantan®** ▶ **Depo-Medrate®** ▶ **Medrate Solubile®** ▶ **Methylprednisolon...®** ▶ **Metypred®** ▶ **Metysolon®** ▶ **M-Prednihexal®** ▶ **PREDNI-M-TABLINEN®** ▶ **Urbason...®**
Methylprednisolon...®	Methylprednisolon (Kortisonpräparat)
Methylrosaliniumchlorid	▶ **Kristallviolett-Lösung®**
Methylsalicylat	▶ **Hewedolor Einreibung®**
Methylthioniumchlorid	▶ **Methylenblau Vitis®**
Methysergid	▶ **Deseril®**
Metifex®	Ethacridin (Magen-Darm-Mittel)
Metildigoxin	▶ **Lanitop®**
Metipranolol	▶ **Betamann®**
Metixen	▶ **Tremarit®**
Meto...®	Metoprolol (Mittel bei Herzrhythmusstörungen, Migräne, Bluthochdruck und Erkrankungen der Herzkranzgefäße)
Metobeta®	Metoprolol (Mittel bei Herzrhythmusstörungen, Migräne, Bluthochdruck und Erkrankungen der Herzkranzgefäße)
Metoclopramid	▶ **Cerucal®** ▶ **Gastronerton®** ▶ **Gastrotranquil®** ▶ **Hyrin®**

	▶ **MCP...®** ▶ **Metoclopramid®** ▶ **Paspertin®**
Metoclopramid®	Metoclopramid (Brechreizstillendes Mittel, Magen-Darm-Mittel)
Metodura®	Metoprolol (Mittel bei Herzrhythmusstörungen, Migräne, Bluthochdruck und Erkrankungen der Herzkranzgefäße)
Metohexal®	Metoprolol (Mittel bei Herzrhythmusstörungen, Migräne, Bluthochdruck und Erkrankungen der Herzkranzgefäße)
Metok AbZ®	Metoprolol (Mittel bei Herzrhythmusstörungen, Migräne, Bluthochdruck und Erkrankungen der Herzkranzgefäße)
Metomerck®	Metoprolol (Mittel bei Herzrhythmusstörungen, Migräne, Bluthochdruck und Erkrankungen der Herzkranzgefäße)
Metoprogamma®	Metoprolol (Mittel bei Herzrhythmusstörungen, Migräne, Bluthochdruck und Erkrankungen der Herzkranzgefäße)
Metoprolol	▶ **Azumetop®** ▶ **Beloc®** ▶ **Jeprolol®** ▶ **Jutabloc®** ▶ **Lopresor®** ▶ **Metoprolol...®** ▶ **Meto...®** ▶ **Metobeta®** ▶ **Metodura®** ▶ **Metohexal®** ▶ **Metok AbZ®** ▶ **Metomerck®** ▶ **Metoprogamma®** ▶ **Prelis®** ▶ **Sigaprolol®**

M

Metoprolol...®	Metoprolol (Mittel bei Herzrhythmusstörungen, Migräne, Bluthochdruck und Erkrankungen der Herzkranzgefäße)
Metrogel®	Metronidazol (Antibiotikum)
Metronid®	Metronidazol (Antibiotikum)
Metronidazol	▶ **Arlin®** ▶ **Clont®** ▶ **Elyzol®** ▶ **Flagyl®** ▶ **Infectoclont®** ▶ **Metrogel®** ▶ **Metronidazol...®** ▶ **Metronid®** ▶ **Metronimerck®** ▶ **Metronour®** ▶ **Metront®** ▶ **Vagimit®**
Metronidazol...®	Metronidazol (Antibiotikum)
Metronimerck®	Metronidazol (Antibiotikum)
Metronour®	Metronidazol (Antibiotikum)
Metront®	Metronidazol (Antibiotikum)
Metypred®	Methylprednisolon (Kortisonpräparat)
Metysolon®	Methylprednisolon (Kortisonpräparat)
Mevalotin®	Pravastatin (Blutfettsenkendes Mittel)
MEVINACOR®	Lovastatin (Blutfettsenkendes Mittel)
Mexiletin	▶ **Mexitil®**
Mexitil®	Mexiletin (Mittel bei Herzrhythmusstörungen)
Mezlocillin	▶ **Baypen®**
Mezym F®	Pankreas Pulver (Darmwirksames Enzym)

MG 5 – Granulat®	Magnesiumhydrogenaspartat (Mittel bei Magnesiummangel)
MG 5 – Longoral®	Magnesiumhydrogenaspartat (Mittel bei Magnesiummangel)
MG 5 – Sulfat®	Magnesiumsulfat (Mittel bei Magnesiummangel)
Mg-nor®	Magnesiumhydrogenaspartat (Mittel bei Magnesiummangel)
Mianeurin®	Mianserin (Mittel bei Depressionen)
Mianserin	▶ **Mianeurin®** ▶ **Mianserin…®** ▶ **Prisma®** ▶ **Tolvin®**
Mianserin…®	Mianserin (Mittel bei Depressionen)
MICANOL®	Dithranol (Mittel bei Schuppenflechte)
Micardis®	Telmisartan (Mittel bei Bluthochdruck)
Micobeta®	Miconazol (Mittel bei Pilzinfektionen)
Miconazol	▶ **Amykon®** ▶ **Castellani®** ▶ **Daktar®** ▶ **Derma-Mykotral®** ▶ **Fungur M®** ▶ **Gyno-Daktar®** ▶ **Infectosoor®** ▶ **Micobeta®** ▶ **Micotar®** ▶ **Mykoderm®** ▶ **Mykotin®** ▶ **Vobamyk®**
Micotar®	Miconazol (Mittel bei Pilzinfektionen)
Microlut®	Levonorgestrel (Mittel zur Schwangerschaftsverhütung)
Micropaque®	Bariumsulfat (Röntgenkontrastmittel)
Microtrast®	Bariumsulfat (Röntgenkontrastmittel)

Mictonetten®	Propiverin (Anticholinergikum)
Mictonorm®	Propiverin (Anticholinergikum)
Midaselect®	Midazolam (Schlafmittel)
Midazolam	▶ **Dormicum®** ▶ **Midaselect®** ▶ **Midazolam...®**
Midazolam...®	Midazolam (Schlafmittel)
Midodrin	▶ **Gutron®**
Midro... Pico®	Natriumpicosulfat (Abführmittel)
Miflonide®	Budenosid (Asthmamittel, Kortisonpräparat)
Miglitol	▶ **Diastabol®**
Migräne-Kranit mono®	Phenazon (Schmerzmittel)
Migränin 400 mg Ibuprofen Dragees®	Ibuprofen (Schmerzmittel, Migränemittel)
Mikro-30®	Levonorgestrel (Mittel zur Schwangerschaftsverhütung)
Milax®	Glycerol (Abführmittel)
Milchsäure	▶ **Eubiolac®** ▶ **Lactisan®** ▶ **RMS Petrasch®** ▶ **Vagisan®**
Milgamma mono®	Benfotiamin (Vitamin B1 Derivat)
Milrinon	▶ **Corotrop®**
Miltefosin	▶ **Miltex®**
Miltex®	Miltefosin (Mittel bei Krebserkrankungen)
Milurit®	Allopurinol (Mittel bei erhöhter Harnsäure)
MINAKNE®	Minocyclin (Aknemittel, Antibiotikum/Tetracyclin)

Mineralsalze, künstliche	▶ **Echte Sodener Mineral Pastillen®** ▶ **EMSER...®** ▶ **Rhinobeta®**
Miniasal®	Acetylsalicylsäure (Thrombozytenfunktionshemmer)
Minipress®	Prazosin (Mittel bei Bluthochdruck)
Minirin®	Desmopressin (Ausscheidungshemmendes Mittel)
MinitranS®	Glyceroltrinitrat (Mittel bei Erkrankung der Herzkranz- gefäße)
Minoclir®	Minocyclin (Aknemittel, Antibiotikum/Tetracyclin)
Minocyclin	▶ **AKNE-PUREN®** ▶ **Aknin-Mino®** ▶ **Aknosan®** ▶ **Klinomycin®** ▶ **Lederderm®** ▶ **MINAKNE®** ▶ **Minoclir®** ▶ **Minocyclin...®** ▶ **Minoplus®** ▶ **Mino-Wolff®** ▶ **Skid®** ▶ **Udima®**
Minocyclin...®	Minocyclin (Aknemittel, Antibiotikum/Tetracyclin)
Minoplus®	Minocyclin (Aknemittel, Antibiotikum/Tetracyclin)
Mino-Wolff®	Minocyclin (Aknemittel, Antibiotikum/Tetracyclin)
Minoxidil	▶ **Lonolox®** ▶ **Regaine®**
Minprog®	Alprostadil (Mittel bei Durchblutungsstörungen)
MINPROSTIN®	Dinoprost (Wehenförderndes Uterusmittel)
Miochol-E®	Acetycholinchlorid (Pupillenverengendes Mittel)
Mirfat®	Clonidin (Mittel bei Bluthochdruck)

Mirfudorm®	Oxazepam (Beruhigungsmittel)
Mirtazapin	▶ **Remergil®**
Misoprostol	▶ **Cytotec®**
Mistabronco®	Mesna (Schleimlösendes Mittel)
Mito-medac®	Mitomycin (Mittel bei Krebserkrankungen)
Mitomycin	▶ **Ametycine®** ▶ **Mito-medac®** ▶ **Mitomycin...®**
Mitomycin...®	Mitomycin (Mittel bei Krebserkrankungen)
Mitosyl®	Zinkoxid (Wundbehandlungsmittel)
Mitoxantron	▶ **Novantron®** ▶ **Onkotrone®**
Mivacron®	Mivacuriumchlorid (Muskelentspannendes Mittel)
Mivacuriumchlorid	▶ **Mivacron®**
Mizolastin	▶ **Mizollen®** ▶ **Zolim®**
Mizollen®	Mizolastin (Mittel bei Allergien)
1M-L-Argininhydrochlo-rid-Lösung...®	Arginin (Elektrolytkonzentrat)
M-long®	Morphin (Schmerzmittel/BTM)
Mobec®	Meloxicam (Rheumamittel)
Mobiforton®	Tetrazepam (Muskelentspannendes Mittel)
Mobilat akut HES®	Hydroxyethylsalicylat (Mittel bei stumpfen Verletzungen)
Mobilat akut Piroxicam®	Piroxicam (Mittel bei verletzungsbedingten Schwellungen und Schmerzen)
Moclix®	Moclobemid (Mittel bei Depressionen)

Moclobemid	▶ **Aurorix®** ▶ **Moclix®** ▶ **Moclobemid...®** ▶ **Moclobeta®** ▶ **Moclodura®** ▶ **Rimoc®**
Moclobemid...®	Moclobemid (Mittel bei Depressionen)
Moclobeta®	Moclobemid (Mittel bei Depressionen)
Moclodura®	Moclobemid (Mittel bei Depressionen)
Modafenil	▶ **Vigil®**
Modip®	Felodipin (Mittel bei Bluthochdruck)
Moduretik®	Amilorid + Hydrochlorothiazid (Harntreibendes Mittel, Mittel bei Bluthochdruck)
Moexipril	▶ **Fempress®**
Mofebutazon	▶ **Mofesal®**
Mofesal®	Mofebutazon (Rheumamittel, Mittel bei Venenentzündung)
Mogadan®	Nitrazepam (Schlafmittel)
Mogetic®	Morphin (Schmerzmittel/BTM)
Molevac®	Pyrviniumembonat (Madenwurmmittel)
Molsi-AZU®	Molsidomin (Mittel bei Erkrankung der Herzkranzgefäße)
Molsicor®	Molsidomin (Mittel bei Erkrankung der Herzkranzgefäße)
Molsidomin	▶ **Corvaton®** ▶ **Duracoron®** ▶ **Molsi-AZU®** ▶ **Molsicor®** ▶ **Molsidomin...®** ▶ **Molsihexal®** ▶ **Molsiket®** ▶ **Molsi-PUREN®**

M

Molsidomin...®	Molsidomin (Mittel bei Erkrankung der Herzkranzgefäße)
Molsihexal®	Molsidomin (Mittel bei Erkrankung der Herzkranzgefäße)
Molsiket®	Molsidomin (Mittel bei Erkrankung der Herzkranzgefäße)
Molsi-PUREN®	Molsidomin (Mittel bei Erkrankung der Herzkranzgefäße)
Mometason fuorat $_1H_2O$	▶ **Ecural®** ▶ **Nasonex®**
Moni-Sanorania®	Isosorbidmononitrat (Herzmittel)
MONIT-PUREN	Isosorbidmononitrat (Herzmittel)
Mono 5-Wolff®	Isosorbidmononitrat (Herzmittel)
Mono acis®	Isosorbidmononitrat (Herzmittel)
Mono Mack®	Isosorbidmononitrat (Herzmittel)
Mono Praecimed®	Paracetamol (Schmerzmittel, Fiebermittel)
Monobeta®	Isosorbidmononitrat (Herzmittel)
Monoclair®	Isosorbidmononitrat (Herzmittel)
Monoclate-P®	Blutgerinnungsfaktor VIII vom Menschen (Mittel bei Hämophilie A)
Mono-corax®	Isosorbidmononitrat (Herzmittel)
Mono-Demetrin®	Prazepam (Beruhigungsmittel)
Mono-Embolex®	Certoparin (Gerinnungshemmendes Mittel)
Monoflam®	Diclofenac (Mittel bei Entzündungen und Rheuma, Schmerzmittel)

Mono-Jod®	Kaliumjodid (Schilddrüsenmittel)
Monolong®	Isosorbidmononitrat (Herzmittel)
Monomycin®	Erythromycin (Antibiotikum)
Mononine®	Blutgerinnungsfaktor IX vom Menschen (Mittel bei Faktor IX Mangel, Hämophilie B)
Mononitrat Verla®	Isosorbidmononitrat (Herzmittel)
Monopur®	Isosorbidmononitrat (Herzmittel)
Monostenase®	Isosorbidmononitrat (Herzmittel)
Mono-Tridin®	Natriumfluorophosphat (Osteoporosemittel)
Montelukast	▶ **SINGULAIR®**
Monuril®	Fosfomycin (Antibiotikum)
Moroctocog alfa	▶ **ReFacto®**
Moronal®	Nystatin (Mittel bei Pilzinfektionen)
Morphanton®	Morphin (Schmerzmittel/BTM)
Morphin	▶ **Capros®** ▶ **Kapanol®** ▶ **M-beta®** ▶ **M-dolor®** ▶ **M-long®** ▶ **Mogetic®** ▶ **Morphanton®** ▶ **Morphin…®** ▶ **Morphinsulfat…®** ▶ **MSI®** ▶ **MSR®** ▶ **MST®** ▶ **M-STADA®** ▶ **Onkomorphin®** ▶ **Sevredol®**
Morphin…®	Morphin (Schmerzmittel/BTM)
Morphinsulfat…®	Morphin (Schmerzmittel/BTM)

M

Mosegor®	Pizotifen (Appetitanreger)
Motens®	Lacidipin (Mittel bei Bluthochdruck)
Motilium®	Domperidon (Magen-Darm-Mittel)
Mova-Nitrat®	Silbernitrat (Augenheilmittel)
Movergan®	Selegilin (Parkinsonmittel)
Mowivit Vitamin E®	RRR-Alpha-Tocopherol (Vitamin E)
Moxaverin	▶ **Certonal®** ▶ **Kollateral®**
Moxifloxazin	▶ **Avalox®**
Moxonidin	▶ **Cynt®** ▶ **Physiotens®**
MPA-GYN®	Medroxyprogesteron (Hormon)
M-Prednihexal®	Methylprednisolon (Kortisonpräparat)
MSI®	Morphin (Schmerzmittel/BTM)
MSR®	Morphin (Schmerzmittel/BTM)
MST®	Morphin (Schmerzmittel/BTM)
M-STADA®	Morphin (Schmerzmittel/BTM)
MTX®	Methotrexat (Mittel bei Krebserkrankungen)
3M-Trometamol-Lösung®	Trometamol (Mittel bei Azidose)
Muciteran®	Acetylcystein (Schleimlösendes Mittel)
Muco-Aspecton®	Ambroxol (Schleimlösendes Mittel)
Mucobroxol®	Ambroxol (Schleimlösendes Mittel)
Mucophlogat®	Ambroxol (Schleimlösendes Mittel)

Mucopront®	Carbocistein (Schleimförderndes Mittel)
Mucosolvan®	Ambroxol (Schleimlösendes Mittel)
Mucozym®	Bromelaine (Entzündungshemmendes Mittel)
Mucret®	Acetylcystein (Schleimlösendes Mittel)
Mulmicor®	Campher (Blutdrucksteigerndes Mittel)
MultiHance®	Gadobensäure (Kontrastmittel)
Multiload Cu®	Kupfer (Mittel zur Schwangerschaftsverhütung)
Multosin®	Estramustin (Mittel bei Krebserkrankungen)
Multum®	Chlordiazepoxid (Beruhigungsmittel)
Mundil®	Captopril (Mittel bei Bluthochdruck, Mittel bei Herzschwäche)
Mundisal®	Cholinsalicylat (Mund- und Rachenmittel)
Munleit®	Doxylamin (Schlafmittel)
Munobal®	Felodipin (Mittel bei Bluthochdruck)
Mupirocin	▶ **Turixin®**
Muromonab-CD3	▶ **Orthoclone OKT 3®**
Musapam®	Tetrazepam (Muskelentspannendes Mittel)
Musaril®	Tetrazepam (Muskelentspannendes Mittel)
Muskelat®	Tetrazepam (Muskelentspannendes Mittel)
Myacene®	Neomycin (Aminoglykosid-Antibiotikum)
Myambutol®	Ethambutol (Tuberkulosemittel)
Mycobutin®	Rifabutin (Tuberkulosemittel)

Mycofug®	Clotrimazol (Mittel bei Pilzinfektionen)
Mycophenolat mofetil	▶ **CellCept®**
Mycospor®	Bifonazol (Mittel bei Pilzinfektionen)
Mydocalm®	Tolperison (Muskelentspannendes Mittel)
Mydriaticum Stulln®	Tropicamid (Pupillenerweiterndes Mittel)
Mydrum®	Tropicamid (Pupillenerweiterndes Mittel)
Myfungar®	Oxyconazol (Mittel bei Pilzinfektionen)
Myko Cordes®	Clotrimazol (Mittel bei Pilzinfektionen)
Mykoderm®	Miconazol (Mittel bei Pilzinfektionen)
Mykoderm®	Nystatin (Mittel bei Pilzinfektionen)
Mykofungin®	Clotrimazol (Mittel bei Pilzinfektionen)
Mykohaug®	Clotrimazol (Mittel bei Pilzinfektionen)
Mykontral®	Tioconazol (Mittel bei Pilzinfektionen)
MykoPosterine N®	Nystatin (Mittel bei Pilzinfektionen)
Mykosert®	Sertaconazol (Mittel bei Pilzinfektionen)
Mykotin®	Miconazol (Mittel bei Pilzinfektionen)
MYKUNDEX®	Nystatin (Mittel bei Pilzinfektionen)
Mylepsinum®	Primidon (Mittel bei Epilepsie)
Myleran®	Busulfan (Mittel bei Krebserkrankungen)
Myocet®	Doxorubicin (Mittel bei Krebserkrankungen)
Myocholine®	Bethanechol (Mittel bei Störungen des Blasenmuskels)

Myofedrin®	Oxyfedrin (Herzmittel)
Myogit®	Diclofenac (Mittel bei Entzündungen und Rheuma, Schmerzmittel)
Myoson®	Pridinol (Muskelentspannendes Mittel)
Myospasmal®	Tetrazepam (Muskelentspannendes Mittel)
Myxofat®	Acetylcystein (Schleimlösendes Mittel)

M

N

NAC...®	Acetylcystein (Schleimlösendes Mittel)
NaCl...®	Natriumchlorid (Elektrolytlösung)
Nadolol	▶ **Solgol mite®**
Nadroparincalcium	▶ **Fraxiparin®** ▶ **Fraxodi®**
Nafarelin	▶ **Synarela®**
NaFril®	Natriumfluorid (Osteoporosemittel)
Nafti...®	Naftidrofuryl (Mittel bei Durchblutungsstörungen)
Naftidrofuryl	▶ **Artocoron®** ▶ **Azunaftil®** ▶ **Dusodril®** ▶ **Nafti...®** ▶ **Naftilong®**
Naftifin	▶ **Exoderil®**
Naftilong®	Naftidrofuryl (Mittel bei Durchblutungsstörungen)
Nagel Batrafen®	Ciclopirox (Mittel bei Pilzinfektionen)
Nalador®	Sulproston (Wehenförderndes Mittel)
Nalbuphin	▶ **Nubain®**
Naloxon	▶ **Naloxon...®** ▶ **Narcanti®**
Naloxon...®	Naloxon (Gegengift für Opiate)
Naltrexon	▶ **Nemexin®**
Nandrolon	▶ **Deca-Durabolin®** ▶ **Keratyl®**
Naphazolin	▶ **Idril N sine®** ▶ **Privin®** ▶ **Proculin®** ▶ **Rhinex K®** ▶ **Siozwo mit Naphazolinhydrochlorid®**

N

Naphazolin	▶ **Tele-Stulln®**
Naproxen	▶ **Aleve®** ▶ **Dolormin für Frauen bei Menstruationbeschwerden mit Naproxen®** ▶ **Dysmenalgit®** ▶ **Naproxen...®** ▶ **Prodolor®** ▶ **Proxen®**
Naproxen...®	Naproxen (Rheumamittel, Schmerzmittel, Entzündungshemmendes Mittel)
Naramig®	Naratriptan (Migränemittel)
Naratriptan	▶ **Naramig®**
Narcanti®	Naloxon (Mittel bei Opiatüberdosierung)
Naropin®	Ropivacain (Mittel zur örtlichen Betäubung)
Nasacort®	Triamcinolonacetonid (Schnupfenmittel, Kortisonpräparat)
Nasan®	Xylometazolin (Schnupfenmittel)
Nasengel AL®	Xylometazolin (Schnupfenmittel)
Nasengel ratiopharm®	Xylometazolin (Schnupfenmittel)
Nasentropfen AL®	Xylometazolin (Schnupfenmittel)
Nasentropfen E/K ratiopharm®	Xylometazolin (Schnupfenmittel)
Nasicur®	Dexpanthenol (Nasenheilmittel)
Nasivin®	Oxymetazolin (Schnupfenmittel)
Nasonex®	Mometasonfuorat $_1H_2O$ (Schnupfenmittel, Kortisonpräparat)
Natamycin	▶ **Pima biciron N®** ▶ **Pimafucin®**
Nateglinid	▶ **STARLIX®**
Natil®	Cyclandelat (Mittel bei Duchblutungsstörungen)

Natrilix®	Indapamid (Mittel bei Bluthochdruck)
Natriumaurothiomalat	▶ **Tauredon®**
Natriumbituminosulfonat, hell	▶ **Aknichthol®** ▶ **Crino Cordes N®** ▶ **Dermichthol®** ▶ **Ichthoderm®** ▶ **Ichthosin®** ▶ **Leukichtan®** ▶ **Solutio Cordes®**
Natriumbituminosulfonat, Trockensubstanz	▶ **Ichthraletten®**
Natriumchlorid	▶ **Adsorbonac®** ▶ **Alluval Natriumchlorid®** ▶ **Freka-Drainjet®** ▶ **Isotone Kochsalzlösung...®** ▶ **Isotone Natriumchloridlösung®** ▶ **NaCl...®** ▶ **Natriumchlorid...®** ▶ **Olynth salin®** ▶ **Tetrisal®**
Natriumchlorid...®	Natriumchlorid (Elektrolytlösung)
Natriumfluorid	▶ **Duraphat®** ▶ **Fluoretten®** ▶ **Fluorid Gel®** ▶ **Fluoros®** ▶ **NaFril®** ▶ **Natriumfluorid...®** ▶ **Ossin®** ▶ **Zymafluor®**
Natriumfluorid...®	Natriumfluorid (Osteoporosemittel)
Natriumfluorophosphat	▶ **Mono-Tridin®**
Natriumglycerophosphat...®	Glyceroldihydrogenphosphat (Mittel bei Phosphatmangel)
Natriumhydrogencarbonat	▶ **Alkala T®** ▶ **Kohlensäurebad Bastian®** ▶ **Natriumhydrogencarbonat...®** ▶ **Nephrotrans®**
Natriumhydrogencarbonat...®	Natriumhydrogencarbonat (Alkalisierungsmittel)
Natriumhypochlorit	▶ **Maranon H®**

N

Natriumpentosanpolysulfat	▶ **Fibrezym®** ▶ **Pentosanpolysulfat...®** ▶ **Thrombocid®**
Natriumperchlorat	▶ **Irenat®**
Natriumphenylbutyrat	▶ **Ammonkaps®**
Natriumpicosulfat	▶ **Agiolax Pico®** ▶ **Darmol®** ▶ **Dulcolax NP®** ▶ **Laxans-ratiopharm Pico®** ▶ **Laxoberal-Abführ...®** ▶ **Midro... Pico®** ▶ **Regulax Picosulfat®**
Natriumselenit	▶ **Cefasel®** ▶ **Seleject®** ▶ **Selenase®** ▶ **Selen-loges®** ▶ **Seltrans peroral®**
Natriumthiosulfat	▶ **Natriumthiosulfat...®**
Natriumthiosulfat...®	Natriumthiosulfat (Gegengift für Cyanide, Blausäure, Nitrile und Alkylanzien)
Natuderm®	Biotin (Vitamin H)
Natulan®	Procarbacin (Mittel bei Krebserkrankungen)
Navelbine®	Vinorelbin (Mittel bei Krebserkrankungen)
Navoban®	Tropisetron (Mittel bei Übelkeit und Erbrechen)
Nebacetin N®	Neomycin (Aminoglykosid-Antibiotikum)
Nebilet®	Nebivolol (Mittel bei Bluthochdruck)
Nebivolol	▶ **Nebilet®**
Nedocromil	▶ **Halamid®** ▶ **Irtan®** ▶ **Tilade®**
Nefadar®	Nefazodon (Mittel bei Depressionen)
Nefazodon	▶ **Nefadar®**

N

Nefopam	▶ **Silentan Nefopam®**
Nefrocarnit®	Levocarnitin (Transporteiweiß)
Nefro-Zinc®	Zinkchlorid (Mittel bei Zinkmangel)
Nelfinavir	▶ **VIRACEPT®**
Nemexin®	Naltrexon (Opiat-Suchtbehandlungsmittel)
Nene-Lax®	Glycerol (Abführmittel)
Neo OPT	Bromazepam (Beruhigungsmittel)
Neo-angin®	Dichlorbenzylalkohol (Mund- und Rachenmittel)
Neo-bronchol®	Ambroxol (Schleimlösendes Mittel)
Neocarbo®	Carboplatin (Mittel bei Krebserkrankungen)
Neochinosol®	Ethacridin (Mund-Rachen-Desinfektionsmittel)
Neofluor®	Fluorouracil (Mittel bei Krebserkrankungen)
Neofolin®	Calciumfolinat (Mittel bei Folsäuremangel, Gegengift für MTX)
Neogama®	Sulpirid (Mittel bei psychischen Erkrankungen und Schwindel)
Neo-Gilurytmal®	Prajmaliumbitartrat (Mittel bei Herzrhythmusstörungen)
Neomycin	▶ **Cysto-Myacyne N®** ▶ **Myacene®** ▶ **Nebacetin N®** ▶ **Neomycin®** ▶ **Uro-Nebacetin®** ▶ **Vagicillin®**
Neomycin®	Neomycin (Aminoglykosid-Antibiotikum)
Neo-Mydrial®	Phenylephrin (Pupillenerweiterndes Mittel)
Neo-Recormon®	Epoetin beta (Mittel bei Blutarmut)

N

Neos nitro OPT Herzsalbe®	Glyceroltrinitrat (Mittel bei Erkrankung der Herzkranzgefäße)
Neostigmin	▶ **Neostigmin…®**
Neostigmin…®	Neostigmin (Cholinesterasehemmer)
Neosynephrin-POS®	Phenylephrin (Pupillenerweiterndes Mittel)
Neo-Thyreostat®	Carbimazol (Mittel bei Schilddrüsenüberfunktion)
Neotigason®	Acitretin (Mittel bei Schuppenflechte)
Neotussan®	Dextromethorphan (Hustenstillendes Mittel)
Nephral®	Hydrochlorothiazid + Triamteren (Mittel bei Bluthochdruck, Harntreibendes Mittel)
Nephrotrans®	Natriumhydrogencarbonat (Alkalisierungsmittel)
Nepresol®	Dihydralazin (Mittel bei Bluthochdruck)
Nerisona®	Diflucortolon (Hautbehandlungsmittel, Kortisonpräparat)
Nervo OPT®	Diphenhydramin (Schlafmittel)
Netilmicin	▶ **Certomycin®**
Neulasta®	Pegfilgastrim (Immunstimulans)
Neupogen®	Filgastrim (Immunstimulans)
Neurium®	Alpha-Liponsäure (Mittel bei Polyneuropathie)
Neurocil®	Levomepromazin (Mittel bei psychischen Erkrankungen)
Neurontin®	Gabapentin (Mittel bei Epilepsie)
Neurotropan®	Cholincitrat (Mittel bei Lebererkrankungen)
Nevirapin	▶ **Viramune®**

Nexium®	Esomeprazol (Mittel zur Unterdrückung der Magen-säuresekretion)
Nicardipin	▶ **Antagonil®**
Nicergobeta®	Nicergolin (Mittel bei Gehirnleistungsstörungen)
Nicergolin	▶ **Circo-Maren forte®** ▶ **Ergobel®** ▶ **Nicergobeta®** ▶ **Nicergolin...®** ▶ **Nicerium®** ▶ **Sermion®**
Nicergolin...®	Nicergolin (Mittel bei Gehirnleistungsstörungen)
Nicerium®	Nicergolin (Mittel bei Gehirnleistungsstörungen)
Nicobion®	Nicotinamid (Mittel bei Nicotinamidmangel)
Nicolip®	Isonitolnicotinat (Blutfettsenkendes Mittel)
NICORETTE®	Nicotin (Raucherentwöhnungsmittel)
Nicotin	▶ **NICORETTE®** ▶ **Nicotinell®** ▶ **Nikofrenon®** ▶ **NiQuitin®**
Nicotinamid	▶ **Nicobion®** ▶ **Nicotinsäureamid...®**
Nicotinell®	Nicotin (Raucherentwöhnungsmittel)
Nicotinsäureamid...®	Nicotinamid (Vitamin-B-Derivat)
Nife...®	Nifedipin (Mittel bei Bluthochdruck, Mittel bei Erkrankung der Herzkranzgefäße)
Nifeclair®	Nifedipin (Mittel bei Bluthochdruck, Mittel bei Erkrankung der Herzkranzgefäße)
Nifecor®	Nifedipin (Mittel bei Bluthochdruck, Mittel bei Erkrankung der Herzkranzgefäße)

Nifedipat®	Nifedipin (Mittel bei Bluthochdruck, Mittel bei Erkrankung der Herzkranzgefäße)
Nifedipin	▶ **Adalat®** ▶ **Aprical®** ▶ **Cordicant®** ▶ **Corinfar®** ▶ **Dignokonstant®** ▶ **Duranifin®** ▶ **Jepidin®** ▶ **Jutadilat®** ▶ **Nife...®** ▶ **Nifeclair®** ▶ **Nifecor®** ▶ **Nifedipat®** ▶ **Nifedipin...®** ▶ **Nifehexal®** ▶ **Nifelat®** ▶ **Nifical®** ▶ **Pidilat®**
Nifedipin...®	Nifedipin (Mittel bei Bluthochdruck, Mittel bei Erkrankung der Herzkranzgefäße)
Nifehexal®	Nifedipin (Mittel bei Bluthochdruck, Mittel bei Erkrankung der Herzkranzgefäße)
Nifelat®	Nifedipin (Mittel bei Bluthochdruck, Mittel bei Erkrankung der Herzkranzgefäße)
Nifical®	Nifedipin (Mittel bei Bluthochdruck, Mittel bei Erkrankung der Herzkranzgefäße)
Nifint®	Levomenthol (Nasenheilmittel)
Nifuran Ovula®	Furazolidon (Mittel bei vaginalen Infektionen)
Nifurantin...®	Nitrofurantoin (Mittel bei Harnwegsinfektionen)
Nifuratel	▶ **Inimur®**
Nikofrenon®	Nicotin (Raucherentwöhnungsmittel)
Nilvadipin	▶ **Escor®** ▶ **Nivadil®**

Nimbex®	Cisatracuriumbesilat (Muskelentspannendes Mittel)
Nimodipin	▶ **Nimodipin...®** ▶ **Nimotop®**
Nimodipin...®	Nimodipin (Gefäßerweiterndes Mittel)
Nimorazol	▶ **Esclama®**
Nimotop®	Nimodipin (Gefäßerweiterndes Mittel)
Nimustin	▶ **ACNU®**
Nipent®	Pentostatin (Mittel zur Unterdrückung der Immunreaktion)
Nipolept®	Zotepin (Mittel bei psychischen Erkrankungen)
Nipruss®	Nitroprussidnatrium (Mittel bei Bluthochdruck)
NiQuitin®	Nicotin (Raucherentwöhnungsmittel)
Nirason N®	Pentaerythrityltetranitrat (Mittel bei Erkrankung der Herzkranzgefäße)
Nisoldipin	▶ **Baymycard®**
Nitrangin...®	Glyceroltrinitrat (Mittel bei Erkrankung der Herzkranzgefäße)
Nitrazepam	▶ **Dormalon Nitrazepam®** ▶ **DORMO-PUREN®** ▶ **Eatan N®** ▶ **Imeson®** ▶ **Mogadan®** ▶ **Nitrazepam...®** ▶ **Novanox®** ▶ **Radedorm®**
Nitrazepam...®	Nitrazepam (Schlafmittel)
Nitre®	Nitrendipin (Mittel bei Bluthochdruck)
Nitregamma®	Nitrendipin (Mittel bei Bluthochdruck)
Nitren...®	Nitrendipin (Mittel bei Bluthochdruck)

N

Nitrendepat®	Nitrendipin (Mittel bei Bluthochdruck)
Nitrendidoc®	Nitrendipin (Mittel bei Bluthochdruck)
Nitrendimerck®	Nitrendipin (Mittel bei Bluthochdruck)
Nitrendipin	▶ **Bayotensin®** ▶ **Jutapress®** ▶ **Nitre®** ▶ **Nitregamma®** ▶ **Nitren...®** ▶ **Nitrendepat®** ▶ **Nitrendidoc®** ▶ **Nitrendimerck®** ▶ **Nitrendipin...®** ▶ **Nitrensal®** ▶ **Nitrepres®**
Nitrendipin...®	Nitrendipin (Mittel bei Bluthochdruck)
Nitrensal®	Nitrendipin (Mittel bei Bluthochdruck)
Nitrepres®	Nitrendipin (Mittel bei Bluthochdruck)
Nitro...®	Glyceroltrinitrat (Mittel bei Erkrankung der Herzkranz- gefäße)
Nitroderm®	Glyceroltrinitrat (Mittel bei Erkrankung der Herzkranz- gefäße)
Nitrofural	▶ **FURACIN-SOL®**
Nitrofurantoin	▶ **Furadantin®** ▶ **Nifurantin...®** ▶ **Nitrofurantoin®** ▶ **Uro-Tablinen®**
Nitrofurantoin®	Nitrofurantoin (Mittel bei Harnwegsinfektionen)
Nitrokor®	Glyceroltrinitrat (Mittel bei Erkrankung der Herzkranz- gefäße)
Nitrolingual®	Glyceroltrinitrat (Mittel bei Erkrankung der Herzkranz- gefäße)

Nitroprussidnatrium	▶ **Nipruss**
Nitrosorbon®	Isosorbiddinitrat (Herzmittel)
Nitroxolin	▶ **Cysto-saar®** ▶ **Nitroxolin®**
Nitroxolin®	Nitroxolin (Mittel bei Harnwegsinfektionen)
Nivadil®	Nilvadipin (Mittel bei Bluthochdruck)
Nizatidin	▶ **Nizax®**
Nizax®	Nizatidin (Mittel zur Unterdrückung der Magen- säuresekretion)
Nizoral®	Ketoconazol (Mittel bei Pilzinfektionen)
Noctamid®	Lormetazepam (Schlafmittel)
Noctazepam®	Oxazepam (Beruhigungsmittel)
Nocutil®	Desmopressin (Ausscheidungshemmendes Mittel)
Nolvadex®	Tamoxifen (Mittel bei Krebserkrankungen)
Nonacog alfa	▶ **BeneFIX®**
Nonoxinol 9	▶ **Patentex®**
Nootrop®	Piracetam (Mittel bei Gehirnleistungsstörungen, Mittel bei Durchblutungsstörungen)
Nopain®	Metamizol (Schmerzmittel, Fiebermittel, Krampf- lösendes Mittel)
Norabromol N®	Dibromhydroxibenzolsulfonsäure (Wunddesinfektionsmittel)
Norcuron®	Vecuroniumbromid (Muskelentspannendes Mittel)
Nordapanin N®	Acriflaviniumchlorid (Mund- und Rachenmittel)
Nordazepam	▶ **Tranxilium N Tropfen®**
Norditropin®	Somatropin (Wachstumshormon, Hypophysenvorder- lappenhormon)

Norepinephrin	▶ **Arterenol®**
Norethisteron	▶ **Gestakadin®** ▶ **Norethisteron…®** ▶ **Noristerat®** ▶ **Primolut-Nor®** ▶ **Sovel®**
Norethisteron…®	Norethisteron (Hormon)
Norfenefrin	▶ **Norfenefrin…®**
Norfenefrin…®	Norfenefrin (Blutdrucksteigerndes Mittel)
Norflex®	Orphenadrin (Muskelentspannendes Mittel)
Norflohexal®	Norfloxacin (Antibiotikum)
Norflosal®	Norfloxacin (Antibiotikum)
Norflox…®	Norfloxacin (Antibiotikum)
Norfloxacin	▶ **Bactracid®** ▶ **BARAZAN®** ▶ **Chibroxin®** ▶ **Firin®** ▶ **Norflohexal®** ▶ **Norflosal®** ▶ **Norflox…®** ▶ **Norfloxacin…®** ▶ **Norfloxbeta®**
Norfloxacin…®	Norfloxacin (Antibiotikum)
Norfloxbeta®	Norfloxacin (Antibiotikum)
Noristerat®	Norethisteron (Hormon)
Norkotral®	Temazepam (Schlafmittel)
Normabrain®	Piracetam (Mittel bei Gehirnleistungsstörungen, Mittel bei Durchblutungsstörungen)
Normalip®	Fenofibrat (Blutfettsenkendes Mittel)

Normoc®	Bromazepam (Beruhigungsmittel)
Norprolac®	Quinagolid (Mittel bei erhöhtem Prolaktinspiegel)
Nortilen®	Nortriptylin (Mittel bei Depressionen)
Nortriptylin	▶ **Nortilen®**
Norvasc®	Amlodipin (Mittel bei Bluthochdruck und bei Erkrankung der Herzkranzgefäße)
Norvir®	Ritonavir (HIV-Medikament)
Noscapin	▶ **Capval**
Nourytam®	Tamoxifen (Mittel bei Krebserkrankungen)
Novalgin®	Metamizol (Schmerzmittel, Fiebermittel, Krampflösendes Mittel)
Novaminsulfon...®	Metamizol (Schmerzmittel, Fiebermittel, Krampflösendes Mittel)
Novanox®	Nitrazepam (Schlafmittel)
Novantron®	Mitoxantron (Mittel bei Krebserkrankungen)
Noveril®	Dibenzepin (Mittel bei Depressionen)
Novesine®	Oxybuprocain (Mittel zur örtlichen Betäubung)
Noviform®	Bibrocathol (Augenheilmittel)
Novirell B Mono ®	Cyanocobalamin (Vitamin B 12)
Novocain®	Procain (Mittel zur örtlichen Betäubung)
Novodigal®	Beta-Acetyldigoxin (Herzmittel, Digitalispräparat)
Novogent®	Ibuprofen (Schmerzmittel, Entzündungshemmendes Mittel)
NovoMix®	Insulin aspart, biphasisch (Blutzuckersenkendes Mittel)

NovoNorm®	Repaglinid (Blutzuckersenkendes Mittel)
Novopin MIG®	Levomenthol (Migränemittel)
Novoprotect®	Amitryptilin (Mittel bei Depressionen)
Novopulmon®	Budenosid (Asthmamittel, Kortisonpräparat)
NovoRapid®	Insulin aspart (Blutzuckersenkendes Mittel)
NovoSeven®	Eptacog alfa, aktiviert (Mittel bei Hemmkörpern gegen Blutgerinnungsfaktor VIII oder IX)
Nubain®	Nalbuphin (Schmerzmittel)
Nubral®	Harnstoff (Hautbehandlungsmittel)
Nullatuss Clobitunol®	Clobutinol (Hustenstillendes Mittel)
Nur 1 Tropfen CHLORHEXIDIN Lösung®	Chlorhexidin (Mund-Rachen-Mittel)
Nurofen®	Ibuprofen (Schmerzmittel, Fiebermittel)
Nutrizym N®	Pankreas Pulver (Darmwirksames Enzym)
NyoGel®	Timolol (Mittel bei erhöhtem Augeninnendruck)
Nystaderm®	Nystatin (Mittel bei Pilzinfektionen)
Nystatin	▶ **Adiclair®** ▶ **Biofanal®** ▶ **Candio-Hermal®** ▶ **Lederlind-Heilpaste®** ▶ **Moronal®** ▶ **Mykoderm®** ▶ **MykoPosterine N®** ▶ **MYKUNDEX®** ▶ **Nystaderm®** ▶ **Nystatin…®**
Nystatin…®	Nystatin (Mittel bei Pilzinfektionen)

N

O

Obidoximchlorid	▶ **Toxogonin®**
Obsidan®	Propanolol (Mittel bei Bluthochdruck, Erkrankung der Herzkranzgefäße, Migräne, Tremor und Herzrhythmusstörungen)
Obstinol®	Paraffin, dickflüssiges (Abführmittel)
Oceral GB®	Oxyconazol (Mittel bei Pilzinfektionen)
Octagam®	Immunglobulin, human (Mittel zur Vorbeugung und Behandlung von Infektionen)
Octanate®	Blutgerinnungsfaktor VIII vom Menschen (Mittel bei Faktor VIII Mangel, Hämophilie A)
Octanine F®	Blutgerinnungsfaktor IX vom Menschen (Mittel bei Faktor IX Mangel, Hämophilie B)
Octaplas SD-Virusinaktiviertes Humanplasma®	Plasmaproteine, human (Mittel bei Blutungen)
Octocog alfa/BHK	▶ **Helixate NexGen®** ▶ **Kogenate®**
Octostim®	Desmopressin (Mittel zur Blutstillung)
Octreotid	▶ **Sandostatin®**
Ocuflur®	Flurbiprofen (Augenheilmittel)
Oculotect fluid®	Povidon (Augenheilmittel)
Ödemase®	Furosemid (Harntreibendes Mittel)
OeKolp®	Estriol (Estrogen)
Oestrofeminal®	Estrogene, konjugierte (Estrogen)
Oestro-Gynaedron®	Estriol (Estrogen)

Oflodura®	Ofloxacin (Antibiotikum)
Oflohexal®	Ofloxacin (Antibiotikum)
Oflox...®	Ofloxacin (Antibiotikum)
Ofloxacin	▶ **Floxal®** ▶ **Oflodura®** ▶ **Oflohexal®** ▶ **Oflox...®** ▶ **Ofloxacin...®** ▶ **Ofloxbeta®** ▶ **Tarivid®** ▶ **Uro-Tarivid®**
Ofloxacin...®	Ofloxacin (Antibiotikum)
Ofloxbeta®	Ofloxacin (Antibiotikum)
O-folin®	Calciumfolinat (Mittel bei Folsäuremangel, Gegengift für MTX)
Oftaquix®	Levofloxacin (Antibiotikum)
Okacin®	Lomefloxazin (Antibiotikum)
Olanzapin	▶ **ZYPREXA®**
Olbemox®	Acipimox (Blutfettsenkendes Mittel)
Oleomycetin®	Chloramphenicol (Antibiotikum)
Olicard®	Isosorbidmononitrat (Herzmittel)
Olmesartanmedoxomil	▶ **Olmetec®** ▶ **Votum®**
Olmetec®	Olmesartanmedoxomil (Mittel bei Bluthochdruck)
Olsalazin	▶ **Dipentum®**
Olynth salin®	Natriumchlorid (Schnupfenmittel)
Olynth...Schnupfen®	Xylometazolin (Schnupfenmittel)

O

Omca®	Fluphenazin (Mittel bei psychischen Erkrankungen)
Omebeta®	Omeprazol (Mittel zur Unterdrückung der Magen-säuresekretion)
OmeLich®	Omeprazol (Mittel zur Unterdrückung der Magen-säuresekretion)
Omelind®	Omeprazol (Mittel zur Unterdrückung der Magen-säuresekretion)
OME-nerton®	Omeprazol (Mittel zur Unterdrückung der Magen-säuresekretion)
OMEP®	Omeprazol (Mittel zur Unterdrückung der Magen-säuresekretion)
Omeprazol	▶ **Antra®** ▶ **Gastracid®** ▶ **Omebeta®** ▶ **OmeLich®** ▶ **Omelind®** ▶ **OME-nerton®** ▶ **OMEP®** ▶ **Omeprazol ...®** ▶ **OME-PUREN®**
Omeprazol ...®	Omeprazol (Mittel zur Unterdrückung der Magen-säuresekretion)
OME-PUREN®	Omeprazol (Mittel zur Unterdrückung der Magen-säuresekretion)
Omniapharm®	Bromhexin (Schleimlösendes Mittel)
Omnic®	Tamsulosin (Prostatamittel)
Omnipaque®	Iohexol (Röntgenkontrastmittel)
Omniscan®	Gadodiamid (Röntgenkontrastmittel)
Oncaspar®	Pegaspargase (Mittel bei Krebserkrankungen)
Ondansetron	▶ **Zofran®**

Onkocristin®	Vincristin (Mittel bei Krebserkrankungen)
Onkofluor®	Fluorouracil (Mittel bei Krebserkrankungen)
Onkomorphin®	Morphin (Schmerzmittel/BTM)
Onkoposid®	Etoposid (Mittel bei Krebserkrankungen)
Onkotrone®	Mitoxantron (Mittel bei Krebserkrankungen)
Onychomal®	Harnstoff (Hautbehandlungsmittel)
Ophdilvas N®	Vincamin (Mittel bei Durchblutungsstörungen)
Ophtagram®	Gentamycin (Aminoglykosid-Antibiotikum)
Ophtalmin-N®	Tetryzolin (Augenheilmittel)
Ophtocain-N®	Tetracain (Mittel zur örtlichen Betäubung)
Ophtopur-Z®	Zinksulfat (Augenheilmittel)
Opino biomo MR®	Aescin (Venenmittel)
Opino N Gel®	Aescin (Mittel nach stumpfen Verletzungen)
Opipramol	▶ **Insidon®**
Optalidon 200 Filmtabletten®	Ibuprofen (Schmerzmittel, Fiebermittel)
Opticrom®	Cromoglicinsäure (Mittel bei Allergien)
Optidorm®	Zolpidem (Schlafmittel)
Optipect Kodein Forte®	Codein (Hustenstillendes Mittel)
Optovit®	RRR-Alpha-Tocopherol (Vitamin E)
Opturem®	Ibuprofen (Rheumamittel, Schmerzmittel, Entzündungshemmendes Mittel)

O

Orabet®	Tolbutamid (Blutzuckersenkendes Mittel)
Orap®	Pimozid (Mittel bei psychischen Erkrankungen)
Orasthin®	Oxytocin (Wehenförderndes Uterusmittel)
Orciprenalin	▶ **Alupent®**
Orelox®	Cefpodoxim (Cefalosporin-Antibiotikum)
Orfiril®	Valproinsäure (Mittel bei Epilepsie)
Orgalutran®	Ganirelix (Gonadorelin-Gegenspieler)
Orgametril®	Lynestreol (Hormon)
Orgaran®	Danaparoid (Gerinnungshemmendes Mittel)
Orimeten®	Aminoglutetemid (Enzymhemmer)
Orlistat	▶ **Xenical®**
Ornithinaspartat	▶ **Hepa-Merz®** ▶ **Hepa-Vibolex®**
Orotsäure, Calciumsalz	▶ **Calciumorotat®**
Orotsäure, Kupfersäure	▶ **Kupferorotat...®**
Orotsäure, Magnesium- salz	▶ **Magnerot classic®** ▶ **MAGNESOROT®** ▶ **Power Orot®**
Orotsäure, Zinksalz $_2H_2O$	▶ **Zinkorot®** ▶ **Zinkorotat®**
Orphenadrin	▶ **Norflex®**
Orphol®	Dihydroergotoxin (Mittel bei Gehirnleistungsstörungen und Bluthochdruck)
Orthoclone OKT 3®	Muromonab-CD3 (Mittel bei Transplantatabstoßung)
Ortho-Gynest®	Estriol (Estrogen)
Ortoton®	Methocarbamol (Muskelentspannendes Mittel)

Orudis®	Ketoprofen (Rheumamittel, Entzündungshemmendes Mittel)
Oseltamivir	▶ **Tamiflu®**
Osmofundin®	Mannitol (Osmotisches harntreibendes Mittel)
Osnervan®	Procyclidin (Parkinsonmittel)
Ospolot®	Sultiam (Mittel bei Epilepsie)
Ospur Ca®	Calciumcarbonat (Mittel bei Kalziummangel)
Ospur D3®	Colecalciferol (Vitamin D3)
Ossin®	Natriumfluorid (Osteoporosemittel)
Ostac®	Clodronsäure (Mittel bei Osteolyse)
Ostenil®	Hyaluronsäure (Mittel bei Gelenkerkrankungen)
Osteos®	Calcitonin (Kalziumstoffwechselregulator, Osteoporosemittel)
Ostostabil®	Calcitonin (Kalziumstoffwechselregulator, Osteoporosemittel)
Osteotriol®	Calcitriol (Vitamin D3 Derivat)
Osyrol®	Spironolacton (Harntreibendes Mittel, Aldosteronantagonist)
O-trexat®	Methotrexat (Mittel bei Krebserkrankungen)
Otriven®	Xylometazolin (Augenheilmittel, Schnupfenmittel)
Ouabain	▶ **Strodival®**
Ovastat®	Treosulfan (Mittel bei Krebserkrankungen)
Ovestin®	Estriol (Estrogen)
Ovitrelle®	Choriongonadotropin alfa (Hypophysenvorderlappenhormon)

Oxa...®	Oxazepam (Beruhigungsmittel)
Oxaceprol	▶ **AHP 200®**
Oxacillin	▶ **InfectoStaph®**
Oxaliplatin	▶ **ELOXATIN®**
Oxaprozin	▶ **Danoprox®** ▶ **Dayrun®**
Oxazepam	▶ **Adumbran®** ▶ **Azutranquil®** ▶ **Durazepam®** ▶ **Mirfudorm®** ▶ **Noctazepam®** ▶ **Oxa...®** ▶ **Oxazepam...®** ▶ **Praxiten®** ▶ **Sigacalm®** ▶ **Uskan®**
Oxazepam...®	Oxazepam (Beruhigungsmittel)
Oxbarucain®	Oxybuprocain (Mittel zur örtlichen Betäubung)
Oxcarbazepin	▶ **Timox®** ▶ **Trileptal®**
Oxet®	Paroxetin (Mittel bei psychischen Erkrankungen)
Oxilofrin	▶ **Carnigen®**
Oxis®	Formoterol (Asthmamittel)
Oxitriptan	▶ **Levothym®**
Oxitropiumbromid	▶ **Ventilat®**
Oxprenolol	▶ **Trasicor®**
Oxyb®	Oxybutynin (Mittel bei Blasenfunktionsstörung)
Oxybugamma®	Oxybutynin (Mittel bei Blasenfunktionsstörung)
Oxybuprocain	▶ **Benoxinat®** ▶ **Conjuncain®** ▶ **Novesine®** ▶ **Oxbarucain®**
Oxybutin®	Oxybutynin (Mittel bei Blasenfunktionsstörung)

Oxybuton®	Oxybutynin (Mittel bei Blasenfunktionsstörung)
Oxybutynin	▶ **Cystonorm®** ▶ **Dridase®** ▶ **Oxyb®** ▶ **Oxybugamma®** ▶ **Oxybutin®** ▶ **Oxybuton®** ▶ **Oxybutynin...®** ▶ **Oxymedin®** ▶ **Ryol®** ▶ **Spasyt®**
Oxybutynin...®	Oxybutynin (Mittel bei Blasenfunktionsstörung)
Oxycodon	▶ **OXYGESIC®**
Oxyconazol	▶ **Myfungar®** ▶ **Oceral GB®**
Oxyfedrin	▶ **Myofedrin®**
OXYGESIC®	Oxycodon (Schmerzmittel/BTM)
Oxymedin®	Oxybutynin (Mittel bei Blasenfunktionsstörung)
Oxymetazolin	▶ **Em-eukal Nasenspray Mono®** ▶ **Nasivin®** ▶ **Wick sinex®**
Oxypolygelantine	▶ **Gelifundol®**
Oxytetracyclin	▶ **Oxytetracyclin...®**
Oxytetracyclin...®	Oxytetracyclin (Tetrazyklin-Antibiotikum)
Oxytocin	▶ **Orasthin®** ▶ **Oxytocin...®** ▶ **Syntocinon®**
Oxytocin...®	Oxytocin (Wehenförderndes Uterusmittel)
OYO®	Pangamsäure (Mittel bei Erkrankung der Herzkranzgefäße, zur Migränevorbeugung und Durchblutungsförderung)
Ozovit®	Magnesiumperoxid (Magen-Darm-Mittel)
Ozym®	Pankreas Pulver (Darmwirksames Enzym)

P

Paclitaxel	▶ **Taxol®**
Pädiacrom®	Cromoglicinsäure (Asthmamittel)
Pädiamol®	Salbutamol (Bronchienerweiterndes Mittel)
Pädiamuc®	Ambroxol (Schleimlösendes Mittel)
Pädiatifen®	Ketotifen (Asthmamittel, Mittel bei Allergien)
Paedialgon®	Paracetamol (Schmerzmittel, Fiebermittel)
Paediathrocin®	Erythromycin (Antibiotikum)
Palivizumab	▶ **Synagis®**
Palladon®	Hydromorphon (Schmerzmittel/BTM)
Palmicol Magnesiumtabletten®	Magnesiumcarbonat (Mittel bei Magnesiummangel, Magen-Darm-Mittel)
Paludrine®	Proguanil (Malariamittel)
Pamba®	Aminomethylbenzoesäure (Mittel das die Fibrinauflösung verhindert)
Pamidronsäure	▶ **Aredia®**
Pan Rhinol®	Dexpanthenol (Nasenheilmittel)
Pancreolauryl-Test®	Fluorescein (Diagnosehilfsmittel)
Pancuronium…®	Pancuroniumbromid (Muskelentspannendes Mittel)
Pancuroniumbromid	▶ **Pancuronium…®**
Pandel®	Hydrocortisonbuteprat (Hautbehandlungsmittel, Kortisonpräparat)
Pangamsäure	▶ **OYO®**

P

Pangen®	Kollagen (Mittel zur Blutstillung)
Pangrol®	Pankreas Pulver (Darmwirksames Enzym)
Pankreas Pulver	▶ **Bilipeptal mono®** ▶ **Cholspasminase N mikro®** ▶ **Cotazym®** ▶ **Euflat E®** ▶ **Hervertozym forte®** ▶ **Kreon®** ▶ **Lipazym®** ▶ **Mezym F®** ▶ **Nutrizym N®** ▶ **Ozym®** ▶ **Pangrol®** ▶ **Pankreatan®** ▶ **Pankreatin®** ▶ **Pankreon®** ▶ **Panpeptal®** ▶ **Panpur®** ▶ **Panzynorm forte®** ▶ **Panzytrat®** ▶ **Unexym®**
Pankreatan®	Pankreas Pulver (Darmwirksames Enzym)
Pankreatin®	Pankreas Pulver (Darmwirksames Enzym)
Pankreon®	Pankreas Pulver (Darmwirksames Enzym)
Pan-Ophtal®	Dexpanthenol (Augenheilmittel)
Panoral®	Cefaclor (Cefalosporin-Antibiotikum)
PanOxyl®	Benzoylperoxid (Aknemittel)
Panpeptal®	Pankreas Pulver (Darmwirksames Enzym)
Panpur®	Pankreas Pulver (Darmwirksames Enzym)
PANTEDERM®	Zinkoxid (Wundbehandlungsmittel)

Panthenol...®	Dexpanthenol (Wundbehandlungsmittel, Magen-Darm-Mittel, Augenheilmittel)
Panthogenat®	Dexpanthenol (Wundbehandlungsmittel)
Pantolax®	Suxamethoniumchlorid (Muskelentspannendes Mittel)
Pantoprazol	▶ **Pantozol®** ▶ **Rifun®**
Pantostin®	Alfatradiol (Mittel bei Haarausfall)
Pantozol®	Pantoprazol (Mittel zur Unterdrückung der Magensäuresekretion)
Panzynorm forte®	Pankreas Pulver (Darmwirksames Enzym)
Panzytrat®	Pankreas Pulver (Darmwirksames Enzym)
Paracefan®	Clonidin (Alkohol-Opiat-Entzugsmittel)
Paracetamol	▶ **Ben-u-ron®** ▶ **Captin®** ▶ **Contac Erkältungs Trunk®** ▶ **Dorocoff-Paracetamol®** ▶ **Enelfa®** ▶ **Fensum®** ▶ **Grippostad Heißgetränk Pulver...®** ▶ **Mono Praecimed®** ▶ **Paedialgon®** ▶ **Paracetamol...®** ▶ **Parapaed®** ▶ **PCM-Hemopharm®** ▶ **Perfalgan®** ▶ **Rubiemol®** ▶ **SinPro N®** ▶ **Togal 1000 Zäpfchen®**
Paracetamol...®	Paracetamol (Schmerzmittel, Fiebermittel)
Paracodein®	Dihydrocodein (Hustenstillendes Mittel)
Paraffin, dickflüssiges	▶ **Agarol N®** ▶ **Obstinol®**

P

Parapaed®	Paracetamol (Schmerzmittel, Fiebermittel)
Paraxin®	Chloramphenicol (Antibiotikum)
Parecoxib	▶ **Dynastat®**
Parfenac®	Bufexamac (Hautbehandlungsmittel)
Pariet®	Rabeprazol (Mittel zur Unterdrückung der Magen-säuresekretion)
Parkemed®	Mefenaminsäure (Schmerzmittel, Rheumamittel)
Parkinsan®	Budipin (Parkinsonmittel)
Parkopan®	Trihexyphenidyl (Parkinsonmittel)
Parkotil®	Pergolid (Parkinsonmittel)
Paromomycin	▶ **Humatin®**
Paroxat®	Paroxetin (Mittel bei psychischen Erkrankungen)
Paroxedura®	Paroxetin (Mittel bei psychischen Erkrankungen)
Paroxetin	▶ **Euplix®** ▶ **Oxet®** ▶ **Paroxat®** ▶ **Paroxedura®** ▶ **Paroxetin...®** ▶ **Seroxat®** ▶ **Tagonis®**
Paroxetin...®	Paroxetin (Mittel bei psychischen Erkrankungen)
Parsal®	Ibuprofen (Rheumamittel, Schmerzmittel)
Partusisten®	Fenoterol (Wehenhemmendes Mittel)
Pasconeural-Injektopas®	Procain (Mittel zur örtlichen Betäubung)
Pas-Fatol N®	Aminosalicylsäure (Tuberkulosemittel)

Paspertin®	Metoclopramid (Brechreizstillendes Mittel, Magen-Darm-Mittel)
Patentex®	Nonoxinol 9 (Mittel zur Schwangerschaftsverhütung)
PCM-Hemopharm®	Paracetamol (Schmerzmittel, Fiebermittel)
PCR Harnstoffsalbe®	Harnstoff (Hautbehandlungsmittel)
Pectocor®	Campher (Herzmittel)
Pegaspargase	▶ **Oncaspar®**
Pegasys®	Peginterferon alfa-2a (Mittel bei Hepatitis C)
Pegfilgastrim	▶ **Neulasta®**
Peginterferon alfa-2a	▶ **Pegasys®**
PegIntron®	Interferon alfa-2b, liposomal/PEG (Mittel bei Hepatitis C)
Pelina®	Dexpanthenol (Wundbehandlungsmittel)
Pemolin	▶ **Tradon®**
Pen AbZ®	Phenoxymethylpenicillin (Oralpenicillin)
Pen Mega®	Phenoxymethylpenicillin (Oralpenicillin)
Penbeta®	Phenoxymethylpenicillin (Oralpenicillin)
Penbutolol	▶ **Betapressin®**
Penciclovir	▶ **Vectavir®**
Pendysin®	Benzylpenicillin-Benzathin (Depotpenicillin)
Penhexal®	Phenoxymethylpenicillin (Oralpenicillin)
Penicillamin	▶ **Metalcaptase®** ▶ **Trisorcin®**
Penicillat®	Phenoxymethylpenicillin (Oralpenicillin)
Penicillin G®	Benzylpenicillin (Parenterales Penicillin)
Penicillin Grünenthal®	Benzylpenicillin (Parenterales Penicillin)

P

Penicillin-Heyl oral®	Phenoxymethylpenicillin (Oralpenicillin)
Penicillin-V...®	Phenoxymethylpenicillin (Oralpenicillin)
Pentacarinat®	Pentamidin (Antibiotikum)
PENTACORT®	Betametason (Hautbehandlungsmittel, Kortisonpräparat)
Pentaerythrityltetranitrat	▶ **Dilcoran®** ▶ **Nirason N®** ▶ **Pentalong®**
Pentalong®	Pentaerythrityltetranitrat (Mittel bei Erkrankung der Herzkranz-gefäße)
Pentamidin	▶ **Pentacarinat®**
Pentasa®	Mesalazin (Mittel bei Colitis ulcerosa und Morbus Crohn)
PENTATOP®	Cromoglicinsäure (Asthmamittel, Mittel bei Allergien)
Pentazocin	▶ **Fortral®**
Pentifyllin	▶ **Cosaldon®**
Pento...®	Pentoxyfyllin (Mittel bei Durchblutungsstörungen)
Pentohexal®	Pentoxyfyllin (Mittel bei Durchblutungsstörungen)
Pentosanpolysulfat...®	Natriumpentosanpolysulfat (Mittel bei Gefäßerkrankungen)
Pentostatin	▶ **Nipent®**
Pentox®	Pentoxyfyllin (Mittel bei Durchblutungsstörungen)
Pentoxyfyllin	▶ **Agapurin®** ▶ **Azupentat®** ▶ **Claudicat®** ▶ **Durapental®** ▶ **Pento...®** ▶ **Pentohexal®** ▶ **Pentox®** ▶ **Pentoxyfyllin...®** ▶ **Ralofekt®** ▶ **Rentylin®** ▶ **Trental®**

Pentoxyfyllin…®	Pentoxyfyllin (Mittel bei Durchblutungsstörungen)
Pentoxyverin	▶ **Sedotussin®**
Pepcid akut®	Famotidin (Mittel zur Unterdrückung der Magen-säuresekretion)
Pepdul®	Famotidin (Mittel zur Unterdrückung der Magen-säuresekretion)
Pepsaletten®	Glutaminsäure (Kräftigungsmittel)
Pepsin	▶ **Hettral Pepsinwein®**
Perazin	▶ **Perazin…®** ▶ **Taxilan®**
Perazin…®	Perazin (Mittel bei psychischen Erkrankungen)
Percoffedrinol®	Coffein (Anregendes Mittel)
Peremesin®	Meclozin (Mittel bei Schwindel und Übelkeit)
Perfalgan®	Paracetamol (Schmerzmittel, Fiebermittel)
Perfan®	Enoximon (Mittel bei Herzschwäche)
Pergolid	▶ **Parkotil®**
Perindopril	▶ **Coversum Cor®**
PerioGard Chlorohex 2000®	Chlorhexidin (Mund-Rachen-Desinfektionsmittel)
Peritol®	Cyproheptadin (Appetitanreger, Mittel bei Allergien)
Peritrast®	Amidotrizoesäure (Röntgenkontrastmittel)
Perivar®	Heparin (Gerinnungshemmendes Mittel)
Perlinganit	Glyceroltrinitrat (Mittel bei Erkrankung der Herzkranz-gefäße)
Permethrin	▶ **Infectopedicul®**
Pernionin®	Benzylnicotinat (Mittel zur örtlichen Wärmebehandlung)

Perphenazin	▶ **Decentan®** ▶ **Perphenazin ...®**
Perphenazin ...®	Perphenazin (Mittel bei psychischen Erkrankungen)
Pertofran®	Desipramin (Mittel bei Depressionen)
Peru-Lenicet®	Aluminiumdiacetat (Wundbehandlungsmittel)
Peteha®	Protionamid (Tuberkulosemittel)
Pethidin	▶ **Dolantin®** ▶ **Pethidin ...®**
Pethidin ...®	Pethidin (Schmerzmittel/BTM)
Petibelle®	Drospirenon (Mittel zur Schwangerschaftsverhütung)
Petinutin®	Mesuximid (Mittel bei Epilepsie)
Petnidan®	Ethosuximid (Mittel bei Epilepsie)
Petylyl®	Desipramin (Mittel bei Depressionen)
Pfeil Zahnschmerz Tabletten®	Ibuprofen (Schmerzmittel)
Phamopril®	Captopril (Mittel bei Bluthochdruck, Mittel bei Herzschwäche)
Phamoprofen®	Ibuprofen (Rheumamittel, Schmerzmittel, Entzündungshemmendes Mittel)
Phamoranit®	Ranitidin (Mittel zur Unterdrückung der Magensäuresekretion)
Phamoxi®	Amoxicillin (Breitbandpenicillin)
Phamuc®	Acetylcystein (Schleimlösendes Mittel)
Phardol mono®	Hydroxyethylsalicylat (Rheumamittel, Mittel bei stumpfen Verletzungen)
Phenazon	▶ **Migräne-Kranit mono®**

Phenhydan®	Phenytoin (Mittel bei Epilepsie)
Phenobarbital	▶ **Luminal®** ▶ **Luminaletten®**
Phenol-Methanal-Harnstoff-Polykondensat, sulfoniert	▶ **Delagil®** ▶ **Tannolact®** ▶ **Tannosynt®**
Phenoxybenzamin	▶ **Dibenzyran®**
Phenoxymethylpenicillin	▶ **Arcasin®** ▶ **Infectocillin®** ▶ **Isocillin®** ▶ **Ispenoral®** ▶ **Jenacillin V®** ▶ **Megacillin oral®** ▶ **Pen AbZ®** ▶ **Penbeta®** ▶ **Penhexal®** ▶ **Penicillat®** ▶ **Penicillin-Heyl oral®** ▶ **Penicillin-V ...®** ▶ **Pen Mega®** ▶ **P-Mega-Tablinen®**
Phenoxymethylpenicillin-Benzathin	▶ **InfectoBicillin®**
Phenpro.-ratiopharm®	Phenprocoumon (Gerinnungshemmendes Mittel)
Phenprocoumon	▶ **Falithrom®** ▶ **Marcumar®** ▶ **Marcuphen®** ▶ **Phenpro.-ratiopharm®**
Phenylbutazon	▶ **Ambene®** ▶ **Exrheudon®**
Phenylephrin	▶ **Neo-Mydrial®** ▶ **Neosynephrin-POS®** ▶ **Visadron®**
Phenylpropanolamin	▶ **Recatol mono®**
Phenytoin	▶ **Epanutin®** ▶ **Phenhydan®** ▶ **Phenytoin ...®**
Phenytoin ...®	Phenytoin (Mittel bei Epilepsie)

P

Phlogont®	Hydroxyethylsalicylat (Rheumamittel, Mittel bei stumpfen Verletzungen)
Pholedrin	▶ **Pholedrin…®**
Pholedrin…®	Pholedrin (Blutdrucksteigerndes Mittel)
Phos-Ex®	Calciumacetat (Phosphatbinder)
Phosphalugel®	Aluminiumphosphat (Magensäurebindendes Mittel)
Phosphonorm®	Aluminiumchloridhydroxidkomplex (Mittel bei erhöhtem Phosphat)
Photofrin®	Porfimernatrium (Mittel bei Krebserkrankungen)
Phyllotemp®	Aminophyllin (Bronchienerweiterndes Mittel)
Physiotens®	Moxonidin (Mittel bei Bluthochdruck)
Physostigmin	▶ **Anticholium®**
Phytomenadion	▶ **Kanavit®** ▶ **Konakion®**
Pidilat®	Nifedipin (Mittel bei Bluthochdruck, Mittel bei Erkrankung der Herzkranzgefäße)
Pigmanorm®	Hydrochinon (Depigmentierungsmittel)
Pilocarpin	▶ **Borocarpin S®** ▶ **Pilocarpin…®** ▶ **Pilocarpol®** ▶ **Pilomann®** ▶ **Pilopos®** ▶ **Pilo-Stulln®** ▶ **Salagen®** ▶ **Spersacarpin®**
Pilocarpin…®	Pilocarpin (Mittel bei erhöhtem Augeninnendruck)
Pilocarpol®	Pilocarpin (Mittel bei erhöhtem Augeninnendruck)
Pilomann®	Pilocarpin (Mittel bei erhöhtem Augeninnendruck)
Pilopos®	Pilocarpin (Mittel bei erhöhtem Augeninnendruck)

Pilo-Stulln®	Pilocarpin (Mittel bei erhöhtem Augeninnendruck)
Pilzcin®	Croconazol (Mittel bei Pilzinfektionen)
Pima biciron N®	Natamycin (Mittel bei Pilzinfektionen)
Pimafucin®	Natamycin (Mittel bei Pilzinfektionen)
Pimozid	▶ **Orap®**
Pinal S®	Zinkoxid (Wundbehandlungsmittel)
Pindolol	▶ **Durapindol®** ▶ **Glauco-Stulln®** ▶ **Visken®**
Pioglitazon	▶ **Actos®**
Pipamperon	▶ **Dipiperon®** ▶ **Pipamperon...®**
Pipamperon...®	Pipamperon (Mittel bei psychischen Erkrankungen)
Pipemidsäure	▶ **Deblaston®**
Pipenzolatbromid	▶ **Ila-med®**
Piperacillin	▶ **Piperacillin...®** ▶ **Pipera-Hameln®**
Piperacillin + Tazobactam	▶ **Tazobac®**
Piperacillin...®	Piperacillin (Breitbandpenicillin)
Pipera-Hameln®	Piperacillin (Breitbandpenicillin)
Pipoxolan	▶ **Rowapraxin®**
Piracebral®	Piracetam (Mittel bei Gehirnleistungsstörungen)
Piracetam	▶ **Avigilen®** ▶ **Cerebroforte®** ▶ **Cerepar®** ▶ **Cuxabrain®** ▶ **MEMO-PUREN®** ▶ **Nootrop®** ▶ **Normabrain®** ▶ **Piracebral®** ▶ **Piracetam®** ▶ **Piracetrop®** ▶ **Sinapsan®**

P

Piracetam®	Piracetam (Mittel bei Gehirnleistungsstörungen)
Piracetrop®	Piracetam (Mittel bei Gehirnleistungsstörungen)
Pirenoxin	▶ **Clarvisor®**
Pirenzepin	▶ **Gastrozepin®** ▶ **Pirenzepin…®** ▶ **Ulcoprotect®**
Pirenzepin…®	Pirenzepin (Mittel zur Unterdrückung der Magen-säuresekretion)
Piretanid	▶ **Arelix®**
Piribedil	▶ **Trivastal®**
Piritramid	▶ **Dipidolor®**
Piro…®	Piroxicam (Rheumamittel)
Pirobeta®	Piroxicam (Rheumamittel)
Piroflam®	Piroxicam (Rheumamittel)
Piroflex®	Piroxicam (Rheumamittel)
Pirorheum®	Piroxicam (Rheumamittel)
Pirox®	Piroxicam (Rheumamittel)
Piroxicam	▶ **Brexidol®** ▶ **Clinit®** ▶ **Durapirox®** ▶ **Felden®** ▶ **Flexase®** ▶ **Jenaspirox®** ▶ **Mobilat akut Piroxicam®** ▶ **Piro…®** ▶ **Pirobeta®** ▶ **Piroflam®** ▶ **Piroflex®** ▶ **Pirorheum®** ▶ **Pirox®** ▶ **Piroxicam®** ▶ **Prä-Brexidol®** ▶ **ratioMobil®** ▶ **Rheumitin®**

Piroxicam®	Piroxicam (Rheumamittel)
Pizotifen	▶ **Mosegor®**
PK-Merz®	Amantadin (Parkinsonmittel)
Planum®	Temazepam (Schlafmittel)
Plasmafusin®	Hydroxyethylstärke (Volumenersatzmittel)
Plasmaprotein, human mit Faktor VIII-Inhibitor Bypass Aktivität	▶ **FEIBA S-TIM®**
Plasmaproteine, human	▶ **Octaplas SD-Virusinaktiviertes Humanplasma®**
Plastufer®	Eisensulfat (Mittel bei Eisenmangel)
Platinex®	Cisplatin (Mittel bei Krebserkrankungen)
Plavix®	Clopidogrel (Thrombozytenfunktionshemmer)
Pleomix-Alpha®	Alpha-Liponsäure (Mittel bei Polyneuropathie)
Pleon RA®	Sulfasalazin (Mittel bei Polyarthritis)
Pluriviron®	Yohimbin (Sexualtonikum)
P-Mega-Tablinen®	Phenoxymethylpenicillin (Oralpenicillin)
Podomexef®	Cefpodoxim (Cefalosporin-Antibiotikum)
Podophyllotoxin	▶ **Condylox®** ▶ **Wartec®**
Polaronil®	Dexchlorpheniramin (Mittel bei Allergien)
Polidimethylsiliconharz	▶ **Jaikin N®**
Polidocanol	▶ **Aethoxysklerol®** ▶ **Anaesthesulf-Lotio®** ▶ **Recessan®**
Polycresulen	▶ **Albothyl®**
POLYDONA®	Povidoniod (Wunddesinfektionsmittel)

Polyestradiolphosphat	▶ **Estradurin®**
Polygelin	▶ **Haemaccel®**
Polyglobin®	Immunglobulin, human (Mittel zur Vorbeugung und Behandlung von Infektionen)
Polymyxin B	▶ **Polymyxin B...®**
Polymyxin B...®	Polymyxin B (Peptid-Antibiotikum)
Polysept®	Povidoniod (Wund- und Hautdesinfektionsmittel)
Polystyroldivinylbenzol-sulfonsäure	▶ **Anti-Kalium Granulat®** ▶ **Calcium Resonium Pulver®** ▶ **CPS Pulver®** ▶ **Elutit-Calcium®** ▶ **Elutit-Natrium®** ▶ **Resonium A®** ▶ **Ujostabil®**
Polyvinylalkohol	▶ **Lacrimal®** ▶ **Liquifilm N®**
Ponalar®	Mefenaminsäure (Schmerzmittel, Rheumamittel, Entzündungshemmendes Mittel)
Porfimernatrium	▶ **Photofrin®**
Posifenicol C®	Chloramphenicol (Antibiotikum)
Posifenicol®	Azidamfenicol (Antibiotikum)
Posiformin®	Bibrocathol (Augenheilmittel)
Posilent®	Cytidin (Augenheilmittel)
Posorutin®	Troxerotin (Mittel bei Venenerkrankungen, Augenheilmittel)
Postadoxin®	Meclozin (Brechreizstillendes Mittel)
Postafen®	Meclozin (Mittel bei Allergien, Brechreizstillendes Mittel)
Posterine Corte®	Hydrocortisonacetat (Hämorrhoidenmittel, Kortisonpräparat)

P

Potaba-Glenwood®	Aminobenzoesäure (Hautbehandlungsmittel)
Povidon	▶ **Arufil/– uno®** ▶ **Lacophtal®** ▶ **Lacri-Stulln®** ▶ **Oculotect fluid®** ▶ **Protagent®** ▶ **Vidirakt®** ▶ **Vidisept®** ▶ **Yxin Tears®**
Povidoniod	▶ **Betaisodona®** ▶ **Braunol 2000®** ▶ **Braunovidon®** ▶ **Freka-cid®** ▶ **Inadine Salbengaze®** ▶ **POLYDONA®** ▶ **Polysept®** ▶ **PVP-Jod-ratiopharm®** ▶ **Sepso-J®** ▶ **Traumasept®**
Power Orot®	Orotsäure, Magnesiumsalz (Mittel bei Magnesiummangel)
Prä-Brexidol®	Piroxicam (Rheumamittel)
Praeciglucon®	Glibenclamid (Blutzuckersenkendes Mittel)
Prajmaliumbitartrat	▶ **Neo-Gilurytmal®**
Pramipexol	▶ **Sifrol®**
Pravasin protect®	Pravastatin (Blutfettsenkendes Mittel)
Pravastatin	▶ **Mevalotin®** ▶ **Mevalotin protect®** ▶ **Pravasin protect®**
Pravidel®	Bromocriptin (Parkinsonmittel, Prolaktinhemmer)
Praxiten®	Oxazepam (Beruhigungsmittel)
Prazepam	▶ **Demetrin®** ▶ **Mono-Demetrin®**
Praziquantel	▶ **Biltricide®** ▶ **Cesol®** ▶ **Cysticide®**

Prazosin	▶ **Adversuten®** ▶ **Duramipress®** ▶ **Minipress®** ▶ **Prazosin®**
Prazosin®	Prazosin (Mittel bei Bluthochdruck, Mittel bei Herzschwäche)
Prectal®	Prednisolon (Kortisonpräparat)
Predalon®	Choriongonadotrophin (Hypophysenvorderlappenhormon)
Prednabene®	Prednisolon (Kortisonpräparat)
Predni...®	Prednisolon (Kortisonpräparat)
Predni Tablinen®	Prednison (Kortisonpräparat)
Prednicarbat	▶ **Dermatop®**
Prednigalen®	Prednisolon (Kortisonpräparat)
Prednihexal®	Prednisolon (Kortisonpräparat)
PREDNI-M-TABLINEN®	Methylprednisolon (Kortisonpräparat)
Prednisolon	▶ **Alferm®** ▶ **Decortin H®** ▶ **Dermosolon®** ▶ **Dontisolon D®** ▶ **Duraprednisolon®** ▶ **Hefasolon®** ▶ **Infectocortikrupp®** ▶ **Inflanefran®** ▶ **Klismacort®** ▶ **Linola-H®** ▶ **Lygal Kopftinktur N®** ▶ **Prectal®** ▶ **Prednabene®** ▶ **Predni...®** ▶ **Prednigalen®** ▶ **Prednihexal®** ▶ **Prednisolon...®** ▶ **Prednisolut®** ▶ **Solu-Decortin H®** ▶ **Ultracortenol®**

P

Prednisolon…®	Prednisolon (Kortisonpräparat)
Prednisolut®	Prednisolon (Kortisonpräparat)
Prednison	▶ **Decortin®** ▶ **Prednison®** ▶ **Predni®** ▶ **Rectodelt®**
Prednison®	Prednison (Kortisonpräparat)
Prednyliden	▶ **Decortilen®**
Pregnesin®	Choriongonadotrophin (Hypophysenvorderlappenhormon)
Prelis®	Metoprolol (Mittel bei Herzrhythmusstörungen, Migräne, Bluthochdruck und Erkrankungen der Herzkranzgefäße)
Prent®	Acebutolol (Mittel bei Herzrhythmusstörungen, Bluthochdruck und Erkrankungen der Herzkranzgefäße)
Prepidil®	Dinoproston (Wehenförderndes Uterusmittel)
Pres i. v.®	Enalaprilat (Mittel bei Bluthochdruck, Mittel bei Herzschwäche)
Pres®	Enalapril (Mittel bei Bluthochdruck, Mittel bei Herzschwäche)
Presinol®	Methyldopa (Mittel bei Bluthochdruck)
Presomen®	Estrogene, konjugierte (Estrogen)
Pridinol	▶ **Myoson®**
Prilocain	▶ **Xylonest®**
Primidon	▶ **Liskantin®** ▶ **Mylepsinum®** ▶ **Primidon…®** ▶ **Resimatil®**
Primidon…®	Primidon (Mittel bei Epilepsie)

P

Primobolan®	Metenolon (Anabolikum)
Primogonyl®	Choriongonadotrophin (Hypophysenvorderlappenhormon)
Primolut-Nor®	Norethisteron (Hormon)
Prisma®	Mianserin (Mittel bei Depressionen)
Privin®	Naphazolin (Nasenheilmittel)
Probenecid	▶ **Probenecid®**
Probenecid®	Probenecid (Mittel zur Förderung der Harnsäure-ausscheidung)
Procain	▶ **Hewedolor-Procain®** ▶ **Lophakomp-Procain®** ▶ **Novocain®** ▶ **Pasconeural-Injektopas®** ▶ **Procain...®** ▶ **Röwo Procain®**
Procain...®	Procain (Mittel zur örtlichen Betäubung)
Procarbacin	▶ **Natulan®**
Procorum®	Gallopamil (Mittel bei Erkrankung der Herzkranzgefäße, Bluthochdruck und Herzrhythmusstörungen)
Proculin®	Naphazolin (Augenheilmittel)
Procyclidin	▶ **Osnervan®**
Prodolor®	Naproxen (Schmerzmittel, Fiebermittel)
Profact®	Buserelin (Mittel bei Prostatakrebs)
Progesteron	▶ **Crinone®** ▶ **Progesteron...®** ▶ **Progestogel®** ▶ **Utrogest®**
Progesteron...®	Progesteron (Sexualhormon)
Progesteron-Depot®	Hydroxyprogesteron (Sexualhormon)

Progestogel®	Progesteron (Sexualhormon)
Proglicem®	Diazoxid (Blutzuckererhöhendes Mittel)
Proglumetacin	▶ **Protaxon®**
Prograf®	Tacrolimus (Mittel zur Beeinflussung des Immun- systems)
Proguanil	▶ **Paludrine®**
Progynon-Depot®	Estradiolvalerat (Estrogen)
Progynon C®	Ethinylestradiol (Estrogen)
Progynova®	Estradiolvalerat (Estrogen)
ProHance®	Gadoteridol (Röntgenkontrastmittel)
Proleukin®	Aldesleukin (Mittel bei Nierenkrebs)
Proluton®	Hydroxyprogesteron (Sexualhormon)
Promazin	▶ **Protactyl®** ▶ **Sinophenin®**
Promethazin	▶ **Atosil®** ▶ **Closin®** ▶ **Eusedon mono®** ▶ **Promethazin...®** ▶ **Proneurin®** ▶ **Prothazin®**
Promethazin...®	Promethazin (Mittel bei Allergien, Mittel bei Übelkeit und Erbrechen, Beruhigungsmittel)
Promit®	Dextran (Vorbeugendes Mittel vor Dextran- infusion)
PROMOGRAN®	Kollagen (Wundbehandlungsmittel)
Pronervon T®	Temazepam (Schlafmittel)
Proneurin®	Promethazin (Mittel bei Allergien und Erbrechen, Beruhigungsmittel)

P

Propabloc®	Propanolol (Mittel bei Bluthochdruck, Erkrankung der Herzkranzgefäße, Migräne, Tremor, Herzrhythmusstörungen)
Propafenon	▶ **Cuxafenon®** ▶ **Jutanorm®** ▶ **Propafenon…®** ▶ **Propamerck®** ▶ **Rytmogenat®** ▶ **Rytmonorm®** ▶ **RYTMO-PUREN®**
Propafenon…®	Propafenon (Mittel bei Herzrhythmusstörungen)
Propamerck®	Propafenon (Mittel bei Herzrhythmusstörungen)
Propanolol	▶ **Beta-Tablinen®** ▶ **Dociton®** ▶ **Efektolol®** ▶ **Elbrol®** ▶ **Obsidan®** ▶ **Propabloc®** ▶ **Prophylux®** ▶ **Propra…®** ▶ **Propanolol…®** ▶ **Propranur®**
Propanolol…®	Propanolol (Mittel bei Bluthochdruck, Erkrankung der Herzkranzgefäße, Migräne, Tremor, Herzrhythmusstörungen)
Propaphenin®	Chlorpromazin (Mittel bei psychischen Erkrankungen)
Proparakain-POS®	Proxymetacain (Mittel zur örtlichen Betäubung)
PROPECIA®	Finasterid (Mittel bei Haarausfall)
Propess®	Dinoproston (Mittel zur Zervixreifung)
Prophylux®	Propanolol (Mittel bei Angstsyndrom, Erkrankung der Herzkranzgefäße, Migräne, Tremor, Herzrhythmusstörungen)
Propicillin	▶ **Baycillin mega®**

Propiverin	▶ **Mictonetten®** ▶ **Mictonorm®**
Propofol	▶ **Disoprivan®** ▶ **Propofol ...®** ▶ **Recofol®**
Propofol ...®	Propofol (Schlafmittel)
Propra ...®	Propanolol (Mittel bei Bluthochdruck, Erkrankung der Herzkranzgefäße, Tremor, Herzrhythmusstörungen)
Propranur®	Propanolol (Mittel bei Herzrhythmusstörungen, Bluthochdruck und Erkrankung der Herzkranzgefäße)
Propycil®	Propylthiouracil (Mittel bei Schilddrüsenüberfunktion)
Propylnicotinat	▶ **Elacur hot®**
Propylthiouracil	▶ **Propycil®** ▶ **Thyreostat II®**
Propyphenazon	▶ **Demex Zahnschmerztabletten®** ▶ **Hewedolor propy®** ▶ **Isoprochin®**
PROSCAR®	Finasterid (Prostatamittel)
Proscillaridin	▶ **Talusin®**
Prostamustin®	Estramustin (Mittel bei Krebserkrankungen)
Prostasal®	Beta-Sitosterin (Prostatamittel)
Prostavasin®	Alprostadil (Mittel bei Durchblutungsstörungen)
Prostica®	Flutamid (Mittel bei Krebserkrankungen)
Prostogenat	Flutamid (Mittel bei Krebserkrankungen)
Protactyl®	Promazin (Mittel bei psychischen Erkrankungen)
Protagent®	Povidon (Augenheilmittel)
Protamin ICN®	Protaminhydrochlorid (Heparin-Antagonist)

Protaminhydrochlorid	▶ **Protamin ICN®** ▶ **Protaminsulfat Leo®**
Protaminsulfat Leo®	Protaminhydrochlorid (Heparin-Antagonist)
Protaxon®	Proglumetacin (Rheumamittel)
Protein C	▶ **Ceprotin®**
Proteozym®	Bromelaine (Entzündungshemmendes Mittel)
Prothanon®	Dioxopromethazin (Mittel bei Allergien)
Prothazin®	Promethazin (Mittel bei Allergien, Übelkeit und Erbrechen, Beruhigungsmittel)
Prothil®	Medrogeston (Sexualhormon)
Prothipendyl	▶ **Dominal®**
Protionamid	▶ **Ektebin®** ▶ **Peteha®**
Protirelin	▶ **Antepan®** ▶ **Relefact TRH®** ▶ **Thyroliberin®** ▶ **TRH Ferring®**
Protopic®	Tacrolimus (Hautbehandlungsmittel)
Provas®	Valsartan (Mittel bei Bluthochdruck)
Proviron®	Mesterolon (Hormon)
ProVisc®	Hyaluronsäure (Mittel bei Augenoperationen)
Proxen®	Naproxen (Rheumamittel, Schmerzmittel, Entzündungshemmendes Mittel)
Proxymetacain	▶ **Proparakain-POS®**
Pryleugan®	Imipramin (Mittel bei Depressionen)
Psorcutan®	Calcipotriol (Mittel bei Schuppenflechte)
Psorimed®	Salicylsäure (Hautbehandlungsmittel)

Pulbil®	Cromoglicinsäure (Mittel bei Allergien)
Pulmicort®	Budenosid (Kortisonpräparat)
Pulmidur®	Theophyllin (Bronchienerweiterndes Mittel)
Pulmo-Timlets®	Theophyllin (Bronchienerweiterndes Mittel)
Pulmozyme®	Dornase alfa (Mukoviszidosemittel)
Puncto E®	RRR-Alpha-Tocopherol (Vitamin E)
Puregon®	Follitropin-beta (Hypophysenvorderlappen Hormon, Follikelstimulierendes Hormon)
Puri-Nethol®	Mercaptopurin (Mittel bei Krebserkrankungen)
PVP-Jod-ratiopharm®	Povidoniod (Desinfektionsmittel)
Pykaryl T®	Benzylnicotinat (Mittel zur örtlichen Wärmebehandlung)
Pyrafat®	Pyrazinamid (Tuberkulosemittel)
Pyranthel	▶ **Helmex®**
Pyrazinamid	▶ **Pyrafat®** ▶ **Pyrazinamid...®** ▶ **PZA-Hefa®**
Pyrazinamid...®	Pyrazinamid (Tuberkulosemittel)
Pyrcon®	Pyrviniumembonat (Mittel bei Madenwürmern)
Pyridostigminbromid	▶ **Kalymin®** ▶ **Mestinon®**
Pyridoxin	▶ **B6...®** ▶ **Bonasanit®** ▶ **Hexobion®** ▶ **Vitamin B6...®**
Pyrilax®	Bisacodyl (Abführmittel)
Pyrimethamin	▶ **Daraprim®**
Pyrithionzink	▶ **De-squaman N®**

Pyritinol	▶ **Ardeyceryl®** ▶ **Encephabol®**
Pyrviniumembonat	▶ **Molevac®** ▶ **Pyrcon®**
PZA-Hefa®	Pyrazinamid (Tuberkulosemittel)

P

Q

Quadropril®	Spirapril (Mittel bei Bluthochdruck)
Quantalan®	Colestyramin (Blutfettsenkendes Mittel)
Quensyl®	Hydroxychloroquin (Rheumamittel, Malariamittel)
Querto®	Carvedilol (Mittel bei Bluthochdruck, Herzschwäche und Erkrankung der Herzkranzgefäße)
Quetiapin	▶ **Seroquel®**
Quilonum®	Lithiumsalze (Mittel bei psychischen Erkrankungen)
Quinagolid	▶ **Norprolac®**
Quinapril	▶ **Accupro®** ▶ **Accupro i. v.®**
Quinisocain	▶ **Isochinol®**
Quinodis®	Fleroxacin (Antibiotikum)
Quinupristin	▶ **Synercid®**

Rabeprazol	▶ **Pariet®**
Radedorm®	Nitrazepam (Schlafmittel)
Radepur®	Chlordiazepoxid (Beruhigungsmittel)
Radiogardase-Cs®	Eisenhexacyanoferrat (Gegengift für Radiocaesium)
Ralofekt®	Pentoxyfyllin (Mittel bei Durchblutungsstörungen)
Raloxifen	▶ **Evista®**
Ramipril...®	Ramipril (Mittel bei Bluthochdruck, Mittel bei Herzschwäche)
Ramipril	▶ **Delix/-protect®** ▶ **Ramipril...®** ▶ **Vesdil/-protect®**
Ran Lich®	Ranitidin (Mittel zur Unterdrückung der Magensäuresekretion)
Rani...®	Ranitidin (Mittel zur Unterdrückung der Magensäuresekretion)
Raniberl®	Ranitidin (Mittel zur Unterdrückung der Magensäuresekretion)
Ranibeta®	Ranitidin (Mittel zur Unterdrückung der Magensäuresekretion)
Ranibloc®	Ranitidin (Mittel zur Unterdrückung der Magensäuresekretion)
Ranicux®	Ranitidin (Mittel zur Unterdrückung der Magensäuresekretion)
Ranidura®	Ranitidin (Mittel zur Unterdrückung der Magensäuresekretion)

Ranimerck®	Ranitidin (Mittel zur Unterdrückung der Magensäuresekretion)
Raniprotect®	Ranitidin (Mittel zur Unterdrückung der Magensäuresekretion)
Ranitic®	Ranitidin (Mittel zur Unterdrückung der Magensäuresekretion)
Ranitidin	▶ **Azuranit®** ▶ **Junizac®** ▶ **Phamoranit®** ▶ **Rani...®** ▶ **Raniberl®** ▶ **Ranibeta®** ▶ **Ranibloc®** ▶ **Ranicux®** ▶ **Ranidura®** ▶ **Ranimerck®** ▶ **Raniprotect®** ▶ **Ranitic®** ▶ **Ranitidin...®** ▶ **Ran Lich®** ▶ **Sostril®** ▶ **Zantic®**
Ranitidin...®	Ranitidin (Mittel zur Unterdrückung der Magensäuresekretion)
Rantudil®	Acemetacin (Schmerzmittel, Rheumamittel)
Rapako xylo®	Xylometazolin (Schnupfenmittel)
Rapamune®	Sirolimus (Mittel zur Unterdrückung der Immunreaktion)
Rapifen®	Alfentanil (Schmerzmittel/BTM)
Rapilysin®	Reteplase (Fibrinauflösendes Mittel)
Rasburicase	▶ **Fasturtec®**
RatioAllerg®Heuschnupfenspray	Beclometason (Kortisonpräparat)

R

RatioAllerg®Gel	Diphenhydramin (Mittel bei Allergien)
RatioAllerg®Hydrocorti-son-creme	Hydrocortison (Kortisonpräparat)
RatioDolor®	Ibuprofen (Schmerzmittel, Fiebermittel)
RatioMobil®	Piroxicam (Rheumamittel, Mittel bei stumpfen Verletzungen)
Reactine®	Cetirizin (Mittel bei Allergien)
Rebetol®	Ribavirin (Mittel bei Hepatitis C)
Rebif®	Interferon beta-1a (Mittel bei Multipler Sklerose)
Reboxetin	▶ **Edronax®** ▶ **Solvex®**
Recatol mono®	Phenylpropanolamin (Appetitzügler)
Recessan®	Polidocanol (Mund- und Rachenmittel)
Recofol®	Propofol (Schlafmittel)
Recombinate®	Blutgerinnungsfaktor VIII/CHO (Mittel bei Hämophilie A)
Rectodelt®	Prednison (Kortisonpräparat)
Reductil®	Sibutramin (Mittel bei Übergewicht)
ReFacto®	Moroctocog alfa (Mittel bei Hämophilie A)
Refludan®	Lepirudin (Gerinnungshemmendes Mittel)
Refobacin®	Gentamycin (Aminoglykosid-Antibiotikum)
Regadrin B®	Bezafibrat (Blutfettsenkendes Mittel)
Regaine®	Minoxidil (Mittel bei Haarausfall)
REGRANEX®	Becaplermin (Wundbehandlungsmittel)

Regulax Picosulfat®	Natriumpicosulfat (Abführmittel)
Regulton®	Ameziniummetilsulfat (Blutdrucksteigerndes Mittel)
Reisegold®	Dimenhydrinat (Mittel gegen Übelkeit)
REISETABLETTEN STADA®	Dimenhydrinat (Mittel gegen Übelkeit)
Reisetabletten-ratio-pharm®	Dimenhydrinat (Mittel gegen Übelkeit)
Rekawan®	Kaliumchlorid (Mittel bei Kaliummangel)
Relefact LH/RH®	Gonadorelin (Hypothalamushormon)
Relefact TRH®	Protirelin (Diagnosehilfsmittel)
Relenza®	Zanamivir (Grippemittel)
Relpax	Eletriptan (Migränemittel)
Remedacen®	Dihydrocodein (Hustenstillendes Mittel)
Remederm®	Hydrocortison (Kortisonpräparat)
Remergil®	Mirtazapin (Mittel bei Depressionen)
Remestan®	Temazepam (Schlafmittel)
Remicade®	Infliximab (Mittel zur Beeinflussung des Immunsystems)
Remid®	Allopurinol (Mittel bei erhöhter Harnsäure)
Remifentanil	▶ **Ultiva®**
Reminyl®	Galantamin (Mittel bei Gehirnleistungsstörungen)
Remydrial®	Dapiprazol (Pupillenverengendes Mittel)
Renagel®	Sevelamer (Phosphatbinder)

Rentibloc®	Sotalol (Mittel bei Herzrhythmusstörungen)
Rentylin®	Pentoxyfyllin (Mittel bei Durchblutungsstörungen)
ReoPro®	Abciximab (Thrombozytenfunktionshemmer)
Repaglinid	▶ **NovoNorm®**
Reparil-Dragees®	Aescin (Entzündungshemmendes Mittel)
Repeltin®	Alimemazin (Mittel bei Allergien)
Replagal®	Algalsidase alfa (Enzymersatzmittel)
Reproterol	▶ **Bronchospasmin®**
Reproterol + Cromoglicinsäure	▶ **Aarane®**
Requip®	Ropinirol (Parkinsonmittel)
Rescuvolin®	Calciumfolinat (Mittel bei Folsäuremangel, Gegengift für MTX)
Resimatil®	Primidon (Mittel bei Epilepsie)
Resochin®	Chloroquin (Malariamittel)
Resonium A®	Polystyroldivinylbenzolsulfonsäure (Mittel bei hohem Kalium)
Resovist®	Ferucarbotran (Kontrastmittel)
Respicort®	Budenosid (Asthmamittel, Kortisonpräparat)
Reteplase	▶ **Rapilysin®**
Retinol	▶ **Oculotect®** ▶ **Solan-M®** ▶ **Vitadral®** ▶ **Vitafluid®** ▶ **Vitagel®** ▶ **Vitamin A...®**
Retrovir®	Zidovudin (HIV-Medikament)
Retterspitz Darmreinigungspulver®	Magnesiumsulfat (Abführmittel)

Retterspitz Heilsalbe®	Zinkoxid (Wundbehandlungsmittel)
Revasc®	Desirudin (Gerinnungshemmendes Mittel)
Reviparinnatrium	▶ **Clivarin®**
Rewodina®	Diclofenac (Mittel bei Entzündungen und Rheuma, Schmerzmittel)
Rheohes®	Hydroxyethylstärke (Volumenersatzmittel)
Rheomacrodex®	Dextran (Volumenersatzmittel)
Rheothromb®	Urokinase (Fibrinauflösendes Mittel)
Rheubalmin Gel®	Hydroxyethylsalicylat (Rheumamittel, Mittel bei stumpfen Verletzungen)
Rheumabene®	Dimethylsulfoxid (Rheumamittel, Mittel bei stumpfen Verletzungen)
Rheuma-Gel-ratio-pharm®	Etofenamat (Rheumamittel, Mittel bei stumpfen Verletzungen)
Rheumitin®	Piroxicam (Rheumamittel)
Rheumon®	Etofenamat (Rheumamittel)
Rheunervol®	Campher (Mittel zur örtlichen Wärmebehandlung)
Rhinex K®	Naphazolin (Schnupfenmittel)
Rhinisan 55®	Triamcinolonacetonid (Schnupfenmittel, Kortisonpräparat)
Rhinivict®	Beclometason (Schnupfenmittel, Kortisonpräparat)
Rhinobeta®	Mineralsalze, künstliche (Nasenheilmittel)
Rhinoguttae®	Silbereiweißacetyltannat (Nasenheilmittel)
Rhinomer®	Meerwasser (Nasenheilmittel)

Rhinopront-Spray®	Tetryzolin (Schnupfenmittel)
Rhinospray Atlantik®	Meerwasser (Nasenheilmittel)
Rhinospray® bei Schnupfen	Tramazolin (Schnupfenmittel)
Riamet®	Lumefantrin (Malariamittel)
Ribavirin	▶ **Rebetol®** ▶ **Virazole®**
Ribocarbo-L®	Carboplatin (Mittel bei Krebserkrankungen)
Ribodoxo-L®	Doxorubicin (Mittel bei Krebserkrankungen)
Riboflavin	▶ **B2...®** ▶ **Vitamin B2...®**
Ribofluor®	Fluorouracil (Mittel bei Krebserkrankungen)
Ribomustin®	Bendamustin (Mittel bei Krebserkrankungen)
Riboposid®	Etoposid (Mittel bei Krebserkrankungen)
Ribufolin®	Calciumfolinat (Gegengift für MTX, Mittel bei Folsäuremangel)
Ridaura®	Auranofin (Mittel bei Polyarthritis)
Rifa...®	Rifampicin (Tuberkulosemittel)
Rifabutin	▶ **Alfacid®** ▶ **Mycobutin®**
Rifampicin	▶ **Eremfat®** ▶ **Rifa...®** ▶ **Rifampicin...®**
Rifampicin...®	Rifampicin (Tuberkulosemittel)
Rifun®	Pantoprazol (Mittel zur Unterdrückung der Magensäuresekretion)
Rilex®	Tetrazepam (Muskelentspannendes Mittel)

R

Rilutek®	Riluzol (Mittel bei ALS)
Riluzol	▶ **Rilutek®**
Rimexel®	Rimexolon (Mittel bei Gelenkbeschwerden, Kortison-präparat)
Rimexolon	▶ **Rimexel®** ▶ **Vexol®**
Rimoc®	Moclobemid (Mittel bei Depressionen)
Rinofluimucil S®	Tuaminoheptan (Schnupfenmittel)
Riopan®	Magaldrat (Magensäurebindendes Mittel)
Risatarun®	Deanol (Psychoenergetikum)
Risedronsäure	▶ **Actonel®**
Risperdal®	Risperidon (Mittel bei psychischen Erkrankungen)
Risperidon	▶ **Risperdal®**
Ritalin®	Methylphenidat (Anregendes Mittel/BTM)
Ritonavir	▶ **Norvir®**
Rituximab	▶ **MabThera®**
Rivanol®	Ethacridin (Desinfektionsmittel)
Rivastigmin	▶ **Exelon®**
Rivotril®	Clonazepam (Mittel bei Epilepsie)
Rizatriptan	▶ **Maxalt®**
RMS Petrasch®	Milchsäure (Hautbehandlungsmittel)
Roaccutan®	Isotretinoin (Aknemittel)
Robinul®	Glycopyrronium bromid (Krampflösendes Mittel, Anticholinergi-kum)
Robuvalen Heilsalbe®	Zinkoxid (Wundbehandlungsmittel)
Rocaltrol®	Calcitriol (Vitamin D3 Derivat)

Rocephin®	Ceftriaxon (Cefalosporin-Antibiotikum)
Rocornal®	Trapidil (Mittel bei Erkrankung der Herzkranzgefäße)
Rocuroniumbromid	▶ **Esmeron®**
Rofatuss®	Clobutinol (Hustenstillendes Mittel)
Rofecoxib	▶ **Vioxx®**
Roferon-A®	Interferon alfa-2a (Mittel zur Beeinflussung des Immunsystems)
Rohypnol®	Flunitrazepam (Schlafmittel)
Rombellin®	Biotin (Vitamin H)
RONFNYL®	Xanthangummi (Nasenheilmittel)
Ropinirol	▶ **Requip®**
Ropivacain	▶ **Naropin®**
Rosiglitazon	▶ **Avandia®**
Rovamycine®	Spiramycin (Makrolid-Antibiotikum)
Rowapraxin®	Pipoxolan (Krampflösendes Mittel)
Röwo Procain®	Procain (Mittel zur örtlichen Betäubung)
Röwo Vitamin B 12®	Cyanocobalamin (Vitamin B 12)
Röwo-629 Röwo-Lidocain®	Lidocain (Mittel zur örtlichen Betäubung)
Roxi…®	Roxithromycin (Makrolid-Antibiotikum)
Roxibeta®	Roxithromycin (Makrolid-Antibiotikum)
Roxidura®	Roxithromycin (Makrolid-Antibiotikum)
Roxigrün®	Roxithromycin (Makrolid-Antibiotikum)
Roxihexal®	Roxithromycin (Makrolid-Antibiotikum)

Roxithro-Lich®	Roxithromycin (Makrolid-Antibiotikum)
Roxithromycin	▶ **Infectoroxit®** ▶ **Roxi...®** ▶ **Roxibeta®** ▶ **Roxidura®** ▶ **Roxigrün®** ▶ **Roxihexal®** ▶ **Roxithro-Lich®** ▶ **Roxithromycin...®** ▶ **Rulid®**
Roxithromycin...®	Roxithromycin (Makrolid-Antibiotikum)
RRR-Alpha-Tocopherol	▶ **Biopto E®** ▶ **BIOSAN E®** ▶ **Doppelherz Vitamin E®** ▶ **Elex Verla E®** ▶ **Ephynal vital®** ▶ **Eplonat®** ▶ **E-Tonil®** ▶ **Eusovit®** ▶ **E-Vitamin... ®** ▶ **Malton E®** ▶ **Mowivit Vitamin E®** ▶ **Optovit®** ▶ **Puncto E®** ▶ **Tocorell Vit. E®** ▶ **Tocovital®** ▶ **TOGASAN Vitamin E®** ▶ **Uno-Vit-600®** ▶ **VITA E®** ▶ **Vitamin E AL®** ▶ **Vitamin E Natur®** ▶ **Vitamin E 600®** ▶ **Vitazell E®** ▶ **Vit. E...®**
RRR-Alpha-Tocopherol-acetat	▶ **Doppelherz Vitamin E vita®** ▶ **Eusovit 300®** ▶ **Spondyvit®** ▶ **Vibolex E®** ▶ **VITA-E®** ▶ **Vitamin E Sanum®**
RubieFol®	Folsäure (Mittel bei Folsäuremangel)

RubieMen®	Dimenhydrinat (Mittel bei Reisekrankheit)
Rubiemol®	Paracetamol (Schmerzmittel, Fiebermittel)
Rubriment®	Benzylnicotinat (Mittel zur örtlichen Wärmebehandlung)
Rudotel®	Medazepam (Beruhigungsmittel)
Rulid®	Roxithromycin (Makrolid-Antibiotikum)
Rulofer®G	Eisengluconat (II) (Mittel bei Eisenmangel)
Rulofer®N	Eisenfumarat (Mittel bei Eisenmangel)
Rusedal®	Medazepam (Beruhigungsmittel)
Rutin®	Rutosid (Venenmittel)
Rutinion®	Rutosid (Venenmittel)
Rutosid	▶ **Rutinion®** ▶ **Rutin®**
Ryol®	Oxybutynin (Mittel bei Blasenfunktionsstörung)
Rythmodul®	Disopyramid (Mittel bei Herzrhythmusstörungen)
Rytmogenat®	Propafenon (Mittel bei Herzrhythmusstörungen)
Rytmonorm®	Propafenon (Mittel bei Herzrhythmusstörungen)
RYTMO-PUREN®	Propafenon (Mittel bei Herzrhythmusstörungen)

S

S. 8 Tabletten®	Diphenhydramin (Schlafmittel)
Sab simplex®	Simeticon (Mittel bei Blähungen)
Sab simplex®Kautabletten	Dimeticon (Mittel bei Blähungen)
Sabril®	Vigabatrin (Mittel bei Epilepsie)
Saizen®	Somatropin (Wachstumshormon, Hypophysenvorderlappenhormon)
Salagen®	Pilocarpin (Augenheilmittel)
Salbu...®	Salbutamol (Bronchienerweiterndes Mittel)
Salbuhexal®	Salbutamol (Bronchienerweiterndes Mittel)
Salbulair®	Salbutamol (Bronchienerweiterndes Mittel)
Salbulind®	Salbutamol (Bronchienerweiterndes Mittel)
Salbupp®	Salbutamol (Bronchienerweiterndes Mittel)
Salbutamol	▶ **Apsomol®** ▶ **Bronchospray®** ▶ **Broncho®** ▶ **Cyclocaps Salbutamol®** ▶ **Epaq®** ▶ **Loftan®** ▶ **Pädiamol®** ▶ **Salbu...®** ▶ **Salbuhexal®** ▶ **Salbulair®** ▶ **Salbulind®** ▶ **Salbupp®** ▶ **Salbutamol...®** ▶ **Salmundin®** ▶ **Sultanol®**

	▶ **Ventilastin®** ▶ **Volmac®**
Salbutamol...®	Salbutamol (Bronchienerweiterndes Mittel)
Salhumin Gel®	Hydroxyethylsalicylat (Rheumamittel, Mittel bei stumpfen Verletzungen)
Salicylsäure	▶ **Aknefug-liquid®** ▶ **Gehwol Schälpaste®** ▶ **Guttaplast Pflaster®** ▶ **Lygal Kopfsalbe N®** ▶ **Psorimed®** ▶ **Schrundensalbe-Dermi-cyl®** ▶ **Squamasol®** ▶ **URGO-ACTIV® Hühneraugenpflaster®** ▶ **Verrucid®**
SALI-PUREN®	Hydrochlorothiazid + Triamteren (Mittel bei Bluthochdruck, Harntreibendes Mittel)
Salmeterol	▶ **Aeromax®** ▶ **Serevent®**
Salmundin®	Salbutamol (Bronchienerweiterndes Mittel)
Salofalk®	Mesalazin (Mittel bei Colitis ulcerosa und Morbus Crohn)
Sanasepton®	Erythromycin (Aknemittel, Antibiotikum)
Sanasthmax®	Beclometason (Asthmamittel, Kortisonpräparat)
Sanasthmyl®	Beclometason (Asthmamittel, Kortisonpräparat)
Sanatison®	Hydrocortison (Hautbehandlungsmittel, Kortisonpräparat)
Sanavitan S®	Alpha-Tocopherolacetat (Vitamin E)
Sandimmun®	Ciclosporin (Mittel zur Unterdrückung der Immunreaktion)

Sandoglobulin®	Immunglobulin, human (Mittel zur Vorbeugung und Behandlung von Infektionen)
Sandostatin®	Octreotid (Regulatorisches Peptid)
Sandrena®	Estradiol (Estrogen)
Sanoma®	Carisoprodol (Muskelentspannendes Mittel)
Sanoxit®	Benzoylperoxid (Aknemittel)
Santasal N®	Acetylsalicylsäure (Schmerzmittel, Fiebermittel)
Saquinavir	▶ **Fortovase®** ▶ **Invirase®**
Saroten®	Amitryptilin (Mittel bei Depressionen)
Scandicain®	Mepivacain (Mittel zur örtlichen Betäubung)
SchlafTabs®	Doxylamin (Schlafmittel)
Schmerz-Dolgit®	Ibuprofen (Rheumamittel, Schmerzmittel, Fiebermittel)
Schnupfen endrine®	Xylometazolin (Schnupfenmittel)
Schrundensalbe-Dermicyl®	Salicylsäure (Hautbehandlungsmittel)
Scopoderm TTS®	Scopolamin (Mittel bei Reisekrankheit)
Scopolamin	▶ **Boro-Scopol N®** ▶ **Scopoderm TTS®**
SD-Hermal®	Clotrimazol (Mittel bei Pilzinfektionen)
Sebexol®	Harnstoff (Hautbehandlungsmittel)
SEBIPROX®	Ciclopirox (Mittel bei Pilzinfektionen)
Secrelux®	Secretin (Diagnosehilfsmittel)
Secretin	▶ **Secrelux®**

Sedalipid®	Magnesiumpyridoxalphosphatglutamat (Blutfettsenkendes Mittel)
Sedaplus®	Doxylamin (Beruhigungsmittel, Mittel bei Allergien)
Sediat®	Diphenhydramin (Schlafmittel)
Sedopretten®	Diphenhydramin (Schlafmittel)
Sedotussin muco®	Carbocistein (Schleimförderndes Mittel)
Sedotussin®	Pentoxyverin (Hustenstillendes Mittel)
Selectol®	Celiprolol (Mittel bei Bluthochdruck, Mittel bei Erkrankung der Herzkranzgefäße)
Selectomycin®	Spiramycin (Makrolid-Antibiotikum)
Selegam®	Selegilin (Parkinsonmittel)
Selegilin	▶ **Amindan®** ▶ **Antiparkin®** ▶ **Jutagilin®** ▶ **MAOtil®** ▶ **Movergan®** ▶ **Selegam®** ▶ **Selegilin...®** ▶ **Selemerck®** ▶ **Selepark®** ▶ **Selgimed®** ▶ **Xilopar®**
Selegilin...®	Selegilin (Parkinsonmittel)
Seleject®	Natriumselenit (Mittel bei Selenmangel)
Selemerck®	Selegilin (Parkinsonmittel)
Selemun®	Selen (Mittel bei Selenmangel)
Selen	▶ **Selemun®**
Selenase®	Natriumselenit (Mittel bei Selenmangel)

Selendisulfid	▶ **Ellsurex®** ▶ **Selukos®**
Selen-loges®	Natriumselenit (Mittel bei Selenmangel)
Selepark	Selegilin (Parkinsonmittel)
Selgimed®	Selegilin (Parkinsonmittel)
Seltrans peroral®	Natriumselenit (Mittel bei Selenmangel)
Selukos®	Selendisulfid (Hautbehandlungsmittel)
Sempera®	Itraconazol (Mittel bei Pilzinfektionen)
Sensit®	Fendilin (Mittel bei Erkrankung der Herzkranz-gefäße)
Sepram®	Citalopram (Mittel bei Depressionen)
Sepso-J®	Povidoniod (Desinfektionsmittel)
Serag-HAES®	Hydroxyethylstärke (Volumenersatzmittel)
Serevent®	Salmeterol (Bronchienerweiterndes Mittel)
Serital®	Citalopram (Mittel bei Depressionen)
Sermion®	Nicergolin (Mittel bei Gehirnleistungsstörungen)
Seroquel®	Quetiapin (Mittel bei Schizophrenie)
Seroxat®	Paroxetin (Mittel bei psychischen Erkrankungen)
Serrapeptase	▶ **Aniflazym®**
Sertaconazol	▶ **Mykosert®** ▶ **Zalain®**
Sertralin	▶ **Gladem®** ▶ **Zoloft®**
Sevelamer	▶ **Renagel®**
Sevofluran	▶ **Sevorane®**

Sevorane®	Sevofluran (Inhalationsnarkosemittel)
Sevredol®	Morphin (Schmerzmittel/BTM)
Sibelium®	Flunarizin (Mittel bei Schwindel, Migränemittel)
Sibutramin	▶ **Reductil®**
Siccapos®	Carbomer (Augenheilmittel, Tränenersatz)
Sicca-Stulln®	Hypromellose (Augenheilmittel)
Sicco®	Indapamid (Mittel bei Bluthochdruck)
Sic-Ophtal®	Hypromellose (Augenheilmittel)
Sicorten®	Halometason (Hautbehandlungsmittel, Kortisonpräparat)
Sifrol®	Pramipexol (Parkinsonmittel)
Sigabroxol®	Ambroxol (Schleimlösendes Mittel)
Sigacalm®	Oxazepam (Beruhigungsmittel)
Sigacap®	Captopril (Mittel bei Bluthochdruck, Mittel bei Herzschwäche)
Sigacefal®	Cefaclor (Cefalosporin-Antibiotikum)
Sigacimet®	Cimetidin (Mittel zur Unterdrückung der Magensäuresekretion)
Sigacora®	Isosorbidmononitrat (Herzmittel)
Sigadoc®	Indometacin (Rheumamittel, Mittel bei stumpfen Verletzungen)
Sigadoxin®	Doxycyclin (Tetrazyklin-Antibiotikum)
Sigafenac®	Diclofenac (Mittel bei Entzündungen und Rheuma, Schmerzmittel)

Sigamopen®	Amoxicillin (Breitbandpenicillin)
Sigaperidol®	Haloperidol (Mittel bei psychischen Erkrankungen)
Sigaprim®	Sulfamethoxazol + Trimethoprim (Sulfonamid-Antibiotikum)
Sigaprolol®	Metoprolol (Mittel bei Herzrhythmusstörungen, Migräne, Bluthochdruck und Erkrankungen der Herzkranzgefäße)
Silberaminoethylphosphat	▶ **Dermazellon®**
Silbereiweißacetyltannat	▶ **Rhinoguttae®**
Silbernitrat	▶ **Mova-Nitrat®**
Sildenafil	▶ **VIAGRA®**
Silentan Nefopam®	Nefopam (Schmerzmittel)
Silibinin	▶ **Legalon SIL®**
Siliciumdioxid	▶ **Entero-Teknosal®** ▶ **Sklerosol N®**
Silkis®	Calcitriol (Mittel bei Schuppenflechte)
Silomat®	Clobutinol (Hustenstillendes Mittel)
Simagel®	Almasilat (Magensäurebindendes Mittel)
Simaphil®	Magaldrat (Magensäurebindendes Mittel)
Simethicon…®	Simeticon (Mittel bei Blähungen)
Simeticon	▶ **Elugan N®** ▶ **Elugan®** ▶ **Endo-Paractol®** ▶ **Espumisan®** ▶ **Lefax®** ▶ **Sab simplex®** ▶ **Simethicon…®**
Simplotan®	Tinidazol (Chemotherapeutikum)

S

Simulect®	Basilliximab (Mittel zur Unterdrückung der Immunreaktion)
Simvastatin	▶ **Denan®** ▶ **Zocor®**
Sinapsan®	Piracetam (Mittel bei Durchblutungsstörungen)
SINGULAIR®	Montelukast (Asthmamittel)
Sinophenin®	Promazin (Mittel bei psychischen Erkrankungen)
SinPro N®	Paracetamol (Schmerzmittel, Fiebermittel)
Sinquan®	Doxepin (Mittel bei psychischen Erkrankungen)
Siofor®	Metformin (Blutzuckersenkendes Mittel)
Siozwo mit Naphazolinhydrochlorid®	Naphazolin (Nasenheilmittel)
Siozwo SANA®	Dexpanthenol (Nasenheilmittel)
Siran®	Acetylcystein (Schleimlösendes Mittel)
Sirdalud®	Tizanidin (Muskelentspannendes Mittel)
Sirolimus	▶ **Rapamune®**
Siros®	Itraconazol (Mittel bei Pilzinfektionen)
Sirtal®	Carbamazepin (Mittel bei Epilepsie)
Sisare®	Estradiol (Estrogen)
Sitosterin®	Beta-Sitosterin (Prostatamittel)
Skelid®	Tiludronsäure (Mittel bei Morbus Paget)
Skid	Minocyclin (Antibiotikum/Tetracyclin)
Skinoren®	Azelainsäure (Aknemittel)

Sklerofibrat®	Bezafibrat (Blutfettsenkendes Mittel)
Sklerosol N®	Siliciumdioxid (Mittel bei brüchigen Fingernägeln)
Sleepia®	Diphenhydramin (Schlafmittel)
Smectid	▶ **Colina®**
Snup akut®	Xylometazolin (Schnupfenmittel)
Sobelin®	Clindamycin (Lincosamid-Antibiotikum)
Soderm®	Betametason (Hautbehandlungsmittel, Kortison-präparat)
Sofra-Tüll®	Framycetin (Aminoglykosid-Antibiotikum)
Solan-M®	Retinol (Vitamin A)
SOLARAZE®	Diclofenac (Hautbehandlungsmittel)
Soledum®	Cineol (Schleimförderndes Mittel)
Solgol mite®	Nadolol (Mittel bei Bluthochdruck, Mittel bei Erkrankung der Herzkranzgefäße)
Solian®	Amisulprid (Mittel bei psychischen Erkrankungen)
Solosin®	Theophyllin (Bronchienerweiterndes Mittel)
Solu-Decortin H®	Prednisolon (Kortisonpräparat)
Solupen®	Dexamethason (Schnupfenmittel, Kortisonpräparat)
Solutio Cordes®	Natriumbituminosulfonat, hell (Hautbehandlungsmittel)
Solutio Hydroxychino-lini®	8-Chinolinolsulfat (Hautdesinfektionsmittel)
Solutrast®	Iopamidol (Röntgenkontrastmittel)
Solventol Gel®	Bamipin (Mittel bei Allergien)

Solvex®	Reboxetin (Mittel bei Depressionen)
Solvezink®	Zinksulfat (Hautbehandlungsmittel)
Somagerol®	Lorazepam (Beruhigungsmittel)
Somatorelin	▶ **Aminopan®** ▶ **Somatostatin®**
Somatostatin®	Somatorelin (Mittel zur Blutstillung, Hypothalamus-Hormon)
Somatropin	▶ **Genotropin®** ▶ **Humatrope®** ▶ **Norditropin®** ▶ **Saizen®** ▶ **Zomacton®**
Somnosan®	Zolpidem (Schlafmittel)
Somsanit®	Hydroxybuttersäure (Narkosemittel)
Sonata®	Zaleplon (Schlafmittel)
Sonin®	Loprazolam (Beruhigungsmittel)
Sorbitol	▶ **1 x Klysma Sorbit Klistier®** ▶ **Sorbitol-Infusionslösung 40®** ▶ **Yal Lösung®**
Sorbitol-Infusionslösung 40®	Sorbitol (Osmotisches harntreibendes Mittel)
Sormodren®	Bornaprin (Parkinsonmittel)
Sortis®	Atorvastin (Blutfettsenkendes Mittel)
Sostril®	Ranitidin (Mittel zur Unterdrückung der Magensäuresekretion)
Sota...®	Sotalol (Mittel bei Herzrhythmusstörungen)
Sotabeta®	Sotalol (Mittel bei Herzrhythmusstörungen)
Sotagamma®	Sotalol (Mittel bei Herzrhythmusstörungen)

Sotahexal®	Sotalol (Mittel bei Herzrhythmusstörungen)
Sotalex®	Sotalol (Mittel bei Herzrhythmusstörungen)
Sotalodoc®	Sotalol (Mittel bei Herzrhythmusstörungen)
Sotalol	▶ **CorSotalol®** ▶ **Darob®** ▶ **Favorex®** ▶ **Gilucor®** ▶ **Jutalex®** ▶ **Rentibloc®** ▶ **Sota…®** ▶ **Sotabeta®** ▶ **Sotagamma®** ▶ **Sotahexal®** ▶ **Sotalex®** ▶ **Sotalodoc®** ▶ **Sotalol…®** ▶ **Sotaryt®** ▶ **Sotastad®**
Sotalol…®	Sotalol (Mittel bei Herzrhythmusstörungen)
Sotaryt®	Sotalol (Mittel bei Herzrhythmusstörungen)
Sotastad®	Sotalol (Mittel bei Herzrhythmusstörungen)
Sovel®	Norethisteron (Hormon)
Soventol HC®	Hydrocortisonacetat (Hautbehandlungsmittel, Kortisonpräparat)
Spalt Liqua®	Ibuprofen (Schmerzmittel, Migränemittel, Fiebermittel)
Spalt Schmerz Gel®	Felbinac (Rheumamittel, Mittel bei stumpfen Verletzungen)
Spartocine®	Eisenaspartat (Mittel bei Eisenmangelanämie)
Spasman®	Butylscopolaminiumbromid (Krampflösendes Mittel)

S

Spasmex®	Trospiumchlorid (Krampflösendes Mittel, Mittel bei Blasenfunktionsstörung)
Spasmolyt®	Trospiumchlorid (Krampflösendes Mittel)
Spasmo-Rhoival TC®	Trospiumchlorid (Mittel bei Blasenfunktionsstörung)
Spasmo-Urgenin TC®	Trospiumchlorid (Mittel bei Blasenfunktionsstörung)
Spasuret®	Flavoxat (Mittel bei Blasenfunktionsstörung)
Spasyt®	Oxybutynin (Mittel bei Blasenfunktionsstörung)
Spectinomycin	▶ **Stanilo®**
Spersacarpin®	Pilocarpin (Mittel bei erhöhtem Augeninnendruck)
Spersadex®	Dexamethason (Augenheilmittel, Kortisonpräparat)
Spherex®	Amilomer (Mittel bei Lebertumoren)
Spiramycin	▶ **Rovamycine®** ▶ **Selectomycin®**
Spirapril	▶ **Quadropril®**
Spirillon®	Cobalt (Spurenelement)
Spiriva®	Tiotropiumbromid (Bronchienerweiterndes Mittel)
Spiro…®	Spironolacton (Harntreibendes Mittel, Aldosteronantagonist)
Spirobeta®	Spironolacton (Harntreibendes Mittel, Aldosteronantagonist)
Spirogamma®	Spironolacton (Harntreibendes Mittel, Aldosteronantagonist)
Spirono-ISIS®	Spironolacton (Harntreibendes Mittel, Aldosteronantagonist)
Spironolacton	▶ **Aldactone®** ▶ **Aquareduct®** ▶ **Duraspiron®**

	▶ **Jenaspiron®** ▶ **Osyrol®** ▶ **Spiro…®** ▶ **Spirobeta®** ▶ **Spirogamma®** ▶ **Spirono-ISIS®** ▶ **Spironolacton…®** ▶ **Verospiron®**
Spironolacton…®	Spironolacton (Harntreibendes Mittel, Aldosteronantagonist)
Spiropent®	Clenbuterol (Asthmamittel)
Spizef®	Cefotiam (Cefalosporin-Antibiotikum)
Spondylon®	Ketoprofen (Rheumamittel, Schmerzmittel, Entzündungshemmendes Mittel)
Spondyvit®	RRR-Alpha-Tocopherolacetat (Vitamin E)
Sponsin®	Dihydroergotoxin (Mittel bei Gehirnleistungsstörungen)
Sportino®	Heparin (Mittel bei stumpfen Verletzungen und Venenentzündungen)
Squamasol®	Salicylsäure (Hautbehandlungsmittel)
St. Jakobs-Balsam®	Zinkoxid (Wundbehandlungsmittel)
STADALAX®	Bisacodyl (Abführmittel)
Stangyl®	Trimipramin (Mittel bei Depressionen)
Stanilo®	Spectinomycin (Aminoglykosid-Antibiotikum)
Staphylex®	Flucloxacillin (Penicillin-Antibiotikum)
Stärkehydrolysat	▶ **Dextro O.G.T. Saft®**
STARLIX®	Nateglinid (Blutzuckersenkendes Mittel)
Stas Nasenspray®	Xylometazolin (Schnupfenmittel)

S

Stas Nasentropfen®	Xylometazolin (Schnupfenmittel)
Stas-HUSTENLÖSER®	Ambroxol (Schleimlösendes Mittel)
Stas-Hustenstiller®	Clobutinol (Hustenstillendes Mittel)
Staurodorm®	Flurazepam (Schlafmittel)
Stavudin	▶ **Zerit®**
Steinkohlenteer	▶ **Berniter Kopfhaut-Gel®** ▶ **Tarmed®** ▶ **Teer-Linola-Fett Creme W/Ö®**
Stesolid®	Diazepam (Beruhigungsmittel)
Stiemycine®	Erythromycin (Antibiotikum)
Stillacor®	Beta-Acetyldigoxin (Herzmittel, Digitalispräparat)
Stilnox®	Zolpidem (Schlafmittel)
Streptase®	Streptokinase (Fibrinauflösendes Mittel)
Strepto-...®	Streptomycin (Aminoglykosid-Antibiotikum)
Streptokinase	▶ **Streptase®**
Streptomycin	▶ **Strepto-...®** ▶ **Streptomycin...®**
Streptomycin...®	Streptomycin (Aminoglykosid-Antibiotikum)
Strodival®	Ouabain (Herzmittel, Digitalispräparat)
Stryphnasal®	Adrenalon (Mittel bei Nasenbluten)
Stypro®	Gelantine (Lokales Mittel zur Blutstillung)
SUBUTEX®	Buprenorphin (Mittel bei Opiatabhängigkeit/BTM)
Succinylcholin curasan®	Suxamethoniumchlorid (Muskelentspannendes Mittel)
Sucrabest®	Sucralfat (Magen-Darm-Mittel)

Sucralfat	▶ **Sucrabest®** ▶ **Sucralfat...®** ▶ **Sucraphil®** ▶ **Ulcogant®**
Sucralfat...®	Sucralfat (Magen-Darm-Mittel)
Sucraphil®	Sucralfat (Magen-Darm-Mittel)
Sucutin N®	Benzocain (Mittel zur örtlichen Betäubung)
Sufenta®	Sufentanil (Schmerzmittel/BTM)
Sufentanil	▶ **Sufenta®** ▶ **Sufentanil...®**
Sufentanil...®	Sufentanil (Schmerzmittel/BTM)
Sulbactam	▶ **Combactam®**
Sulbactam + Ampicillin	▶ **Unacid®**
Sulfacetamid	▶ **Albucid liquidum®**
Sulfadiazin	▶ **Sulfadiazin...®**
Sulfadiazin...®	Sulfadiazin (Sulfonamid-Antibiotikum)
Sulfadiazinsilber	▶ **Brandiazin®** ▶ **Flammazine®**
Sulfalen	▶ **Longum®**
Sulfamethoxazol + Trimethoprim	▶ **Bactoreduct®** ▶ **Berlocid®** ▶ **Cotrim...®** ▶ **Cotrimhexal®** ▶ **Cotrimoxazol®** ▶ **Cotrimox-Wolff®** ▶ **Cotrimstada®** ▶ **Drylin®** ▶ **Eusaprim®** ▶ **Kepinol®** ▶ **Sigaprim®** ▶ **Supracombin®** ▶ **TMS-forte®**
Sulfasalazin	▶ **Azulfidine®** ▶ **Colo-Pleon®** ▶ **Pleon RA®** ▶ **Sulfasazilen®**

Sulfasazilen®	Sulfasalazin (Chemotherapeutikum)
Sulmycin®	Gentamycin (Aminoglykosid-Antibiotikum)
Sulp®	Sulpirid (Mittel bei psychischen Erkrankungen)
Sulpirid	▶ **Arminol®** ▶ **Dogmatil®** ▶ **Meresa®** ▶ **Neogama®** ▶ **Sulp®** ▶ **Sulpirid...®** ▶ **Sulpivert®** ▶ **Vertigo Meresa®** ▶ **Vertigo-neogamma®**
Sulpirid...®	Sulpirid (Mittel bei psychischen Erkrankungen)
Sulpivert®	Sulpirid (Mittel bei psychischen Erkrankungen)
Sulproston	▶ **Nalador®**
Sultamicillin	▶ **Unacid PD®**
Sultanol®	Salbutamol (Bronchienerweiterndes Mittel)
Sultiam	▶ **Ospolot®**
Sumatriptan	▶ **Imigran®**
Superpep®	Dimenhydrinat (Mittel bei Reisekrankheit)
Suplasyn®	Hyaluronsäure (Mittel bei Gelenkerkrankungen)
Supracombin®	Sulfamethoxazol + Trimethoprim (Sulfonamid-Antibiotikum)
Supracyclin®	Doxycyclin (Tetrazyklin-Antibiotikum)
Supramycin pro infusione®	Tetracyclin (Tetrazyklin-Antibiotikum)
Suprane®	Desfluran (Inhalationsnarkosemittel)
Suprarenin®	Epinephrin (Herz-Kreislaufmittel)
Supratonin®	Ameziniummetilsulfat (Blutdrucksteigerndes Mittel)

Supraviran®	Aciclovir (Mittel bei Herpesinfektionen)
Suprax®	Cefixim (Cefalosporin-Antibiotikum)
Suprecur®	Buserelin (Endometriosemittel)
Surfont®	Mebenzadol (Wurmmittel)
Surgam®	Tiaprofensäure (Rheumamittel, Entzündungshemmendes Mittel)
SURGICOLL®	Kollagen (Mittel zur Blutstillung)
SUSTIVA®	Efavirenz (HIV-Medikament)
Suxamethoniumchlorid	▶ **Lysthenon®** ▶ **Pantolax®** ▶ **Succinylcholin curasan®**
Suxilep®	Ethosuximid (Mittel bei Epilepsie)
Suxinutin®	Ethosuximid (Mittel bei Epilepsie)
Symadal®	Dimeticon (Hautschutzmittel)
Sympal®	Dexketoprofen (Schmerzmittel)
Synacthen®	Tetracosactid (Hypophysenvorderlappenhormon)
Synagis®	Palivizumab (Mittel zur Beeinflussung des Immunsystems)
Synapause®	Estriol (Estrogen)
Synarela®	Nafarelin (Hypothalamushormon, LHRH)
Synercid®	Quinupristin (Streptogramin- und Makrolidantibiotikum)
Syntaris®	Flunisolid (Kortisonpräparat)
Syntestan®	Cloprednol (Kortisonpräparat)

Syntocinon®	Oxytocin (Wehenförderndes Uterusmittel)
SYNUM C®	Ascorbinsäure (Vitamin C)
Synvisc®	Hyaluronsäure (Mittel bei Augenoperationen)
Syrea®	Hydroxycarbamid (Mittel bei Krebserkrankungen)
Systral Creme/-Gel®	Chlorphenoxamin (Mittel bei Allergien)
Systral Hydrocort Lotion®	Hydrocortison (Kortisonpräparat)
Syxyl Vitamin B 12®	Cyanocobalamin (Vitamin B 12)

T

Tabalon®	Ibuprofen (Rheumamittel, Schmerzmittel, Fiebermittel)
Tacalcitol	▶ **Curatoderm®**
Tachmalcor®	Detajmiumbitartrat (Mittel bei Herzrhythmusstörungen)
Tachydaron®	Amiodaron (Mittel bei Herzrhythmusstörungen)
Tachystin®	Dihydrotachysterol (Kalziumstoffwechselregulator)
Tacrolimus	▶ **Prograf®** ▶ **Protopic®**
Tadalafil	▶ **CIALIS®**
Tafil®	Alprazolam (Beruhigungsmittel)
Tagamet®	Cimetidin (Mittel zur Unterdrückung der Magensäuresekretion)
Tagonis®	Paroxetin (Mittel bei psychischen Erkrankungen)
Takus®	Ceruletid (Diagnosehilfsmittel, Abführmittel)
Talcid®	Hydrotalcit (Magensäurebindendes Mittel)
Talidat®	Hydrotalcit (Magensäurebindendes Mittel)
Talinolol	▶ **Cordanum®**
Taloxa®	Felbamat (Mittel bei Epilepsie)
Talusin®	Proscillaridin (Mittel bei Herzschwäche)
Tambocor®	Flecainid (Mittel bei Herzrhythmusstörungen)
Tamiflu®	Oseltamivir (Mittel bei Grippe)

Tamokadin®	Tamoxifen (Mittel bei Krebserkrankungen)
Tamopham®	Tamoxifen (Mittel bei Krebserkrankungen)
Tamox-...®	Tamoxifen (Mittel bei Krebserkrankungen)
Tamox®	Tamoxifen (Mittel bei Krebserkrankungen)
Tamoxifen	▶ **Jenoxifen®** ▶ **Kessar®** ▶ **Mandofen®** ▶ **Nolvadex®** ▶ **Nourytam®** ▶ **Tamokadin®** ▶ **Tamopham®** ▶ **Tamox®** ▶ **Tamoxifen®** ▶ **Tamoximerck®** ▶ **Tamoxistad®** ▶ **Tamox-...®** ▶ **Zemide®**
Tamoxifen®	Tamoxifen (Mittel bei Krebserkrankungen)
Tamoximerck®	Tamoxifen (Mittel bei Krebserkrankungen)
Tamoxistad®	Tamoxifen (Mittel bei Krebserkrankungen)
Tamsulosin	▶ **Alna®** ▶ **Omnic®**
Tanatril®	Imidapril (Mittel bei Bluthochdruck)
Tannalbin®	Tannin-Eiweiß (Mittel bei Durchfall)
Tannin-Eiweiß	▶ **Tannalbin®**
Tannolact®	Phenolmethanalharnstoffpolykondensat, sulfoniert (Hautbehandlungsmittel)
Tannosynt®	Phenolmethanalharnstoffpolykondensat, sulfoniert (Hautbehandlungsmittel)
Tantum®	Benzydamin (Entzündungshemmendes Mittel)

Tardocillin®	Benzylpenicillinbenzathin (Depotpenicillin)
Tardyferon®	Eisensulfat (Mittel bei Eisenmangel)
Targocid®	Teicoplanin (Polypeptid-Antibiotikum)
TARGRETIN®	Bexaroten (Mittel bei Krebserkrankungen)
Tarivid®	Ofloxacin (Antibiotikum)
Tarmed®	Steinkohlenteer (Hautbehandlungsmittel)
Tauredon®	Natriumaurothiomalat (Rheumamittel)
Taurolidin	▶ **Taurolin…®**
Taurolin…®	Taurolidin (Chemotherapeutikum)
Tavanic®	Levofloxacin (Antibiotikum)
Tavegil®	Clemastin (Mittel bei Allergien)
Tavor®	Lorazepam (Beruhigungsmittel)
Taxilan®	Perazin (Mittel bei psychischen Erkrankungen)
Taxol®	Paclitaxel (Mittel bei Krebserkrankungen)
Taxotere®	Docetaxel (Mittel bei Krebserkrankungen)
Tazaroten	▶ **Zorac®**
Tazobac®	Tazobactam + Piperacillin (Beta-Lactamasehemmer + Breitbandpenicillin)
Tazobactam + Piperacillin	▶ **Tazobac®**
TD Spray Iso Mack®	Isosorbiddinitrat (Herzmittel)
Tebesium-s®	Isoniazid (Tuberkulosemittel)
Teer-Linola-Fett Creme W/Ö®	Steinkohlenteer (Hautbehandlungsmittel)

T

Tefilin®	Tetracyclin (Tetrazyklin-Antibiotikum)
Tegretal®	Carbamazepin (Mittel bei Epilepsie)
Teicoplanin	▶ **Targocid**
Telebrix®	Ioxitalaminsäure (Röntgenkontrastmittel)
Telen®	Bismut(III)citrathydroxidkomplex (Magen-Darm-Mittel)
Tele-Stulln®	Naphazolin (Augenheilmittel)
Telfast®	Fexofenadin (Mittel bei Allergien)
Telithromycin	▶ **Ketek®**
Telmisartan	▶ **Micardis®**
Telos®	Lornoxicam (Rheumamittel)
Temazep®	Temazepam (Schlafmittel)
Temazepam	▶ **Norkotral®** ▶ **Planum®** ▶ **Pronervon T®** ▶ **Remestan®** ▶ **Temazep®**
Temgesic®	Buprenorphin (Schmerzmittel/BTM)
Temodal®	Temozolomid (Mittel bei Krebserkrankungen)
Temozolomid	▶ **Temodal®**
Tempil...Ibuprofen®	Ibuprofen (Schmerzmittel, Fiebermittel)
Tempolax...®	Bisacodyl (Abführmittel)
Tenecteplase	▶ **Metalyse®**
Teniposid	▶ **VM 26-Bristol®**
Tenofovir	▶ **Viread®**
Tenormin®	Atenolol (Mittel bei Bluthochdruck, Mittel bei Herzrhythmusstörungen, Herz-Kreislauf-Mittel)

T

Tensiomin-Cor®	Captopril (Mittel bei Bluthochdruck, Mittel bei Herzschwäche)
Tensobon®	Captopril (Mittel bei Bluthochdruck, Mittel bei Herzschwäche)
Tensostad®	Captopril (Mittel bei Bluthochdruck, Mittel bei Herzschwäche)
Terazoflo®	Terazosin (Prostatamittel, Mittel bei Bluthochdruck)
Terazosin	▶ **Flotrin...®** ▶ **Heitrin®** ▶ **Terazoflo®**
Terbinafin	▶ **Lamisil®**
Terbul®	Terbutalin (Bronchienerweiterndes Mittel)
Terbutalin	▶ **Aerodur** ▶ **Arubendol** ▶ **Asthmaprotect** ▶ **Bricanyl** ▶ **Contimit** ▶ **Terbul** ▶ **Terbutalin** ▶ **Terbuturmant**
Terbutalin®	Terbutalin (Bronchienerweiterndes Mittel)
Terbuturmant®	Terbutalin (Bronchienerweiterndes Mittel)
Terfedura®	Terfenadin (Mittel bei Allergien)
Terfemundin®	Terfenadin (Mittel bei Allergien)
Terfenadin	▶ **Hisfedin®** ▶ **Terfedura®** ▶ **Terfemundin®** ▶ **Terfenadin®**
Terfenadin®	Terfenadin (Mittel bei Allergien)
Terizidon	▶ **Terizidon...®**
Terizidon...®	Terizidon (Tuberkulosemittel)

T

Terlipressin	▶ **Glycilpressin®** ▶ **Haemopressin®**
Terramycin®	Gentamycin (Aminoglykosid-Antibiotikum)
Terzolin®	Ketoconazol (Mittel bei Pilzinfektionen)
Teslascan®	Mangafodipir (Diagnosehilfsmittel)
Tesoprel®	Bromperidol (Mittel bei psychischen Erkrankungen)
Testosteron	▶ **Andriol®** ▶ **Androderm®** ▶ **Androtop®** ▶ **Testosteron...®**
Testosteron...®	Testosteron (Hormon)
Testotard®	Flutamid (Mittel bei Krebserkrankungen)
Tethexal®	Tetrazepam (Muskelentspannendes Mittel)
Tetracain	▶ **Ophtocain-N®**
Tetracosactid	▶ **Synacthen®**
Tetracyclin	▶ **Achromycin®** ▶ **Imex®** ▶ **Supramycin pro infusione®** ▶ **Tefilin®** ▶ **Tetracyclin...®** ▶ **Tetralution®**
Tetracyclin...®	Tetracyclin (Tetrazyklin-Antibiotikum)
Tetralution®	Tetracyclin (Tetrazyklin-Antibiotikum)
Tetramdura®	Tetrazepam (Muskelentspannendes Mittel)
Tetra-saar®	Tetrazepam (Muskelentspannendes Mittel)
Tetrazep...®	Tetrazepam (Muskelentspannendes Mittel)
Tetrazepam	▶ **Mobiforton®** ▶ **Musapam®** ▶ **Musaril®** ▶ **Muskelat®**

	▶ **Myospasma®l** ▶ **Rilex®** ▶ **Tethexal®** ▶ **Tetramdura®** ▶ **Tetra-saar®** ▶ **Tetrazep…®** ▶ **Tetrazepam®**
Tetrazepam®	Tetrazepam (Muskelentspannendes Mittel)
Tetrilin®	Tetryzolin (Nasenheilmittel)
Tetrisal®	Natriumchlorid (Nasenheilmittel)
Tetryzolin	▶ **Berberil® N/-EDO®** ▶ **Caltheon®** ▶ **Ophtalmin-N®** ▶ **Rhinopront-Spray®** ▶ **Tetrilin®** ▶ **Tyzine®** ▶ **Vasopos N®** ▶ **Yxin Augentropfen®**
Teveten mono®	Eprosartan (Mittel bei Bluthochdruck)
THAM-Köhler 3 M®	Trometamol (Mittel bei Azidose)
Theo®	Theophyllin (Bronchienerweiterndes Mittel)
Theodrenalin + Cafedrin	▶ **Akrinor®**
Theolair®	Theophyllin (Bronchienerweiterndes Mittel)
Theophyllin	▶ **Aerobin®** ▶ **Afonilum®** ▶ **Afpred forte®** ▶ **Bronchoparat®** ▶ **Bronchoretard®** ▶ **Contiphyllin®** ▶ **Cronasma®** ▶ **Duraphyllin®** ▶ **Euphylong®** ▶ **Pulmidur®** ▶ **Pulmo-Timlets®** ▶ **Solosin®** ▶ **Theo®**

	▶ **Theolair®** ▶ **Theophyllin...®** ▶ **Tromphyllin®** ▶ **Unilair®** ▶ **Uniphyllin®**
Theophyllin...®	Theophyllin (Bronchienerweiterndes Mittel)
Theophyllin-EDA-ratio-pharm®	Aminophyllin (Bronchienerweiterndes Mittel)
Thevier®	Levothyroxinnatrium (Schilddrüsenmittel)
Thiabet®	Metformin (Blutzuckersenkendes Mittel)
Thiamazol	▶ **Favistan®** ▶ **Methizol®** ▶ **Thiamazol...®** ▶ **Thyrozol®**
Thiamazol...®	Thiamazol (Mittel bei Schilddrüsenüberfunktion)
Thiamin	▶ **Aneurin AS®** ▶ **Betabion®** ▶ **Vitamin B 1...®**
Thiaminnitrat	▶ **B 1...®**
Thiazid-comp.-Wolff®	Triamteren + Hydrochlorothiazid (Harntreibendes Mittel, Mittel bei Bluthochdruck)
Thilocanfol C®	Chloramphenicol (Antibiotikum)
Thilocantol®	Azidamfenicol (Antibiotikum)
Thilo-Tears®	Carbomer (Augenheilmittel, Tränenersatz)
Thiobitum®	Ammoniumbituminosulfonat (Hautbehandlungsmittel)
Thioctacid®	Alpha-Liponsäure (Mittel bei Nervenleiden)
Thiogamma®	Alpha-Liponsäure (Mittel bei Polyneuropathie)
Thioguanin	▶ **Thioguanin...®**
Thioguanin...®	Thioguanin (Mittel bei Krebserkrankungen)

Thiopental Nycomed®	Thiopentalnatrium (Narkosemittel)
Thiopentalnatrium	▶ **Thiopental Nycomed®** ▶ **Trapanal®**
Thioridazin	▶ **Melleretten®** ▶ **Melleril®** ▶ **Thioridazin...®**
Thioridazin...®	Thioridazin (Mittel bei psychischen Erkrankungen)
Thiotepa	▶ **Thiotepa...®**
Thiotepa...®	Thiotepa (Mittel bei Krebserkrankungen)
Thomaemannit®	Mannitol (Osmotisches harntreibendes Mittel)
Thomasin®	Etilefrin (Blutdrucksteigerndes Mittel)
Thombran®	Trazodon (Mittel bei Depressionen)
Thrombareduct®	Heparin (Venenmittel, Mittel bei stumpfen Verletzungen)
Thrombocid®	Natriumpentosanpolysulfat (Venenmittel, Mittel bei stumpfen Verletzungen)
Thrombophop®	Heparin (Venenmittel, Mittel bei stumpfen Verletzungen)
Thybon®	Liothyronin (Schilddrüsenhormon)
Thymol	▶ **Medophyll®**
Thyprotect®	Kaliumjodid (Schilddrüsenmittel)
Thyreostat II®	Propylthiouracil (Mittel bei Schilddrüsenüberfunktion)
Thyrogen®	Thyrotrophin (Hypophysenvorderlappenhormon)
Thyroliberin®	Protirelin (Diagnosehilfsmittel)
Thyrotardin®	Liothyronin (Schilddrüsenhormon)
Thyrotricin	▶ **Tyrosur®**

Thyrotrophin	▶ **Thyrogen®**
Thyrozol®	Thiamazol (Mittel bei Schilddrüsenüberfunktion)
Tiagabin	▶ **Gabitril®**
Tial®	Tramadol (Schmerzmittel)
Tiamon®	Dihydrocodein (Hustenstillendes Mittel)
Tiaprid	▶ **Tiapridex®**
Tiapridex®	Tiaprid (Antihyperkinetikum)
Tiaprofensäure	▶ **Surgam®**
Tibolon	▶ **Liviella®**
Ticlopidin	▶ **Desitic lopidin®** ▶ **Ticlopidin…** ▶ **Tiklyd**
Ticlopidin…®	Ticlopidin (Thrombozytenfunktionshemmer)
Tiklyd®	Ticlopidin (Thrombozytenfunktionshemmer)
Tilade®	Nedocromil (Asthmamittel)
Tilidin	▶ **Tilidin…®** ▶ **Valoron®**
Tilidin…®	Tilidin (Schmerzmittel)
Tiludronsäure	▶ **Skelid®**
Timo…®	Timolol (Mittel bei erhöhtem Augeninnendruck)
TimoEDO®	Timolol (Mittel bei erhöhtem Augeninnendruck)
Timohexal®	Timolol (Mittel bei erhöhtem Augeninnendruck)
Timolol	▶ **Arutimol®** ▶ **Chibro-Timoptol®** ▶ **Dispatim®** ▶ **NyoGel®** ▶ **Timo…®** ▶ **TimoEDO®** ▶ **Timohexal®** ▶ **Timolol…®** ▶ **Timomann®**

	▶ **Tim-Ophtal®** ▶ **Timosine®**
Timolol…®	Timolol (Mittel bei erhöhtem Augeninnendruck)
Timomann®	Timolol (Mittel bei erhöhtem Augeninnendruck)
Timonil®	Carbamazepin (Mittel bei Epilepsie)
Tim-Ophtal®	Timolol (Mittel bei erhöhtem Augeninnendruck)
Timosine®	Timolol (Mittel bei erhöhtem Augeninnendruck)
Timox®	Oxcarbazepin (Mittel bei Epilepsie)
Tinatox®	Tolnaftat (Mittel bei Pilzinfektionen)
Tinidazol	▶ **Simplotan®**
Tinzaparinnatrium	▶ **Innohep®**
Tioconazol	▶ **Mykontral®**
Tiopronin	▶ **Captimer®**
Tiotropiumbromid	▶ **Spiriva®**
Tirgon®	Bisacodyl (Abführmittel)
Tirofiban	▶ **Aggrastat®**
Tispol®	Ibuprofen (Schmerzmittel, Fiebermittel)
TissuCone®	Kollagen (Mittel zur Blutstillung)
TissuFleece®	Kollagen (Mittel zur Blutstillung)
TissuFoil®	Kollagen (Mittel zur Blutstillung)
Tizanidin	▶ **Sirdalud®**
TMP-ratiopharm®	Trimethoprim (Chemotherapeutikum)
TMS-forte®	Sulfamethoxazol + Trimethoprim (Sulfonamid-Antibiotikum)
TOBI®	Tobramycin (Aminoglykosid-Antibiotikum)

TOBRA-cell®	Tobramycin (Aminoglykosid-Antibiotikum)
Tobramaxin®	Tobramycin (Aminoglykosid-Antibiotikum)
Tobramycin	▶ **Brulamycin®** ▶ **Gernebcin®** ▶ **TOBI®** ▶ **TOBRA-cell®** ▶ **Tobramaxin®**
Tocainid	▶ **Xylotocan®**
Tocorell Vit. E®	RRR-Alpha-Tocopherol (Vitamin E)
Tocovital®	RRR-Alpha-Tocopherol (Vitamin E)
Tofranil®	Imipramin (Mittel bei psychischen Erkrankungen)
Togal 1000 Zäpfchen®	Paracetamol (Schmerzmittel, Fiebermittel)
Togal ASS®	Acetylsalicylsäure (Schmerzmittel, Fiebermittel, Rheumamittel)
Togal Ibuprofen®	Ibuprofen (Schmerzmittel, Fiebermittel)
Togal MOBIL-GEL mit Ketoprofen®	Ketoprofen (Entzündungshemmendes Mittel, Mittel bei stumpfen Verletzungen)
TOGASAN Magnesium Brausetabletten®	Magnesiumhydrogenaspartat (Mittel bei Magnesiummangel)
TOGASAN Vitamin E®	RRR-Alpha-Tocopherol (Vitamin E)
TOGASAN Zink®	Zinksulfat (Mittel bei Zinkmangel)
Tolbutamid	▶ **Orabet®** ▶ **Tolbutamid...®**
Tolbutamid...®	Tolbutamid (Blutzuckersenkendes Mittel)
Tolciclat	▶ **Fungifos®**
Tolid®	Lorazepam (Beruhigungsmittel)
Tollwutglobulin®	Immunglobulin, human (Mittel zur Tollwutimpfung)

Tolnaftat	▶ **Tinatox®** ▶ **Tonoftal®**
Toloniumchlorid	▶ **Toluidinblau®**
Tolperison	▶ **Mydocalm®**
Tolterodin	▶ **Detrusitol®**
Toluidinblau®	Toloniumchlorid (Gegengift bei Nitraten, Nitriten, organischen Aminen und oxydierenden organischen Lösungsmitteln, Mittel bei 4DMAP-Überdosierung)
Tolvin®	Mianserin (Mittel bei Depressionen)
Tonoftal®	Tolnaftat (Mittel bei Pilzinfektionen)
Topamax®	Topiramat (Mittel bei Epilepsie)
Topiramat	▶ **Topamax®**
Topisolon®	Desoximetason (Kortisonpräparat)
Topotecan	▶ **Hycamtin®**
Topsym®	Fluocinonid (Kortisonpräparat)
Torasemid	▶ **Torem®** ▶ **Unat®**
Torem®	Torasemid (Harntreibendes Mittel)
Toremifen	▶ **Fareston®**
Totocortin®	Dexamethason (Kortisonpräparat)
Tovene®	Diosmin (Venenmittel)
Toxogonin®	Obidoximchlorid (Gegengift für Insektizide)
Trachisan Gurgellösung®	Chlorhexidin (Mund-Rachen-Desinfektionsmittel)
Tracitrans plus®	Eisenchlorid (III) (Mittel bei Eisenmangel)
Tracleer®	Bosentan (Mittel bei Bluthochdruck im Lungenkreislauf)

Tracrium®	Atracuriumbesilat (Muskelentspannendes Mittel)
Tractocile®	Atosiban (Wehenhemmendes Mittel)
Tradelia®	Estradiol (Estrogen)
TRADOL-PUREN®	Tramadol (Schmerzmittel)
Tradon®	Pemolin (Mittel bei psychischen Erkrankungen)
Trama...®	Tramadol (Schmerzmittel)
Tramabeta®	Tramadol (Schmerzmittel)
Tramadoc®	Tramadol (Schmerzmittel)
Tramadol	▶ **Amadol®** ▶ **Jutadol®** ▶ **Tial®** ▶ **TRADOL-PUREN®** ▶ **Trama...®** ▶ **Tramabeta®** ▶ **Tramadoc®** ▶ **Tramadol...®** ▶ **Tramadura®** ▶ **Tramagetic®** ▶ **Tramagit®** ▶ **Tramal®** ▶ **Tramundin®**
Tramadol...®	Tramadol (Schmerzmittel)
Tramadura®	Tramadol (Schmerzmittel)
Tramagetic®	Tramadol (Schmerzmittel)
Tramagit®	Tramadol (Schmerzmittel)
Tramal®	Tramadol (Schmerzmittel)
Tramazolin	▶ **Biciron®** ▶ **Ellatun®** ▶ **Rhinospray® bei Schnupfen**

T

Tramundin®	Tramadol (Schmerzmittel)
Trancopal Dolo®	Flupirtin (Schmerzmittel)
Trandolapril	▶ **Gopten®** ▶ **Udrik®**
Tranexamsäure	▶ **Anvitoff®** ▶ **Cyclokapron®**
Tranquase®	Diazepam (Beruhigungsmittel)
Transannon®	Estrogene, konjugierte (Estrogen)
Transbronchin®	Carbocistein (Schleimförderndes Mittel)
Transtec®	Buprenorphin (Schmerzmittel/BTM)
Tranxilium N Tropfen®	Nordazepam (Beruhigungsmittel)
Tranxillium®	Dikaliumclorazepat (Beruhigungsmittel)
Tranylcypromin	▶ **Jatrosom N®**
Trapanal®	Thiopentalnatrium (Narkosemittel)
Trapidil	▶ **Rocornal®**
Trasicor®	Oxprenolol (Mittel bei Bluthochdruck und Herzrhythmustörungen, Erkrankung der Herzkranzgefäße, Herz-Kreislauf-Mittel)
Trastuzumab	▶ **Herceptin®**
Trasylol®	Aprotinin (Mittel bei Blutungen)
Trauma-Dolgit®	Ibuprofen (Rheumamittel, Mittel bei stumpfen Verletzungen)
Traumanase forte®	Bromelaine (Entzündungshemmendes Mittel)
Traumasenex®	Hydroxyethylsalicylat (Rheumamittel, Mittel bei stumpfen Verletzungen)
Traumasept®	Povidoniod (Desinfektionsmittel)

Traumon®	Etofenamat (Rheumamittel, Mittel bei stumpfen Verletzungen)
TRAVATAN®	Travoprost (Mittel bei erhöhtem Augeninnendruck)
Travogen®	Isoconazol (Mittel bei Pilzinfektionen)
Travoprost	▶ **TRAVATAN®**
Trazodon	▶ **Thombran®**
Tregor®	Amantadin (Parkinsonmittel)
Tremarit®	Metixen (Parkinsonmittel)
Trenantone®	Leuprorelin (Mittel bei Krebserkrankungen)
Trental®	Pentoxyfyllin (Mittel bei Durchblutungsstörungen)
Treosulfan	▶ **Ovastat®**
Tretinoin	▶ **Airol®** ▶ **Cordes VAS®** ▶ **Vesanoid®**
Trevilor®	Venlafaxin (Mittel bei Depressionen)
TRH Ferring®	Protirelin (Diagnosehilfsmittel für TRH-Test)
Tri.-Thiazid®	Hydrochlorothiazid + Triamteren (Mittel bei Bluthochdruck, Harntreibendes Mittel)
Triam...®	Triamcinolonacetonid (Kortisonpräparat)
Triamcinolon	▶ **Berlicort®** ▶ **Delphicort®** ▶ **Delphimix®** ▶ **Triam-oral®** ▶ **Volon®**
Triamcinolonacetonid	▶ **Arutrin®** ▶ **Delphicort®** ▶ **Kenalog®** ▶ **Kortikoid-ratiopharm®** ▶ **Nasacort®** ▶ **Rhinisan 55®** ▶ **Triam... ®**

T

	▶ **TriamCreme®** ▶ **Triamgalen®** ▶ **Triamhexal®** ▶ **TriamSalbe®** ▶ **Volon A®** ▶ **Volonimat®**
Triamcinolonhexaaceto-nid	▶ **Lederlon®**
TriamCreme®	Triamcinolonacetonid (Kortisonpräparat)
Triamgalen®	Triamcinolonacetonid (Kortisonpräparat)
Triamhexal®	Triamcinolonacetonid (Kortisonpräparat)
Triam-oral®	Triamcinolon (Kortisonpräparat)
Triampur comp.®	Hydrochlorothiazid + Triamteren (Mittel bei Bluthochdruck, Harntreibendes Mittel)
TriamSalbe®	Triamcinolonacetonid (Kortisonpräparat)
Triamteren + Hydrochlorothiazid	▶ **Diuretikum Verla®** ▶ **Diutensat®** ▶ **Duradiuret®** ▶ **Dytide H®** ▶ **Jenateren comp.®** ▶ **Nephral®** ▶ **SALI-PUREN®** ▶ **Thiazid-comp.-Wolff®** ▶ **Triampur comp.®** ▶ **Triamteren comp.®** ▶ **Triamteren/HCT®** ▶ **Triarese®** ▶ **Triazid®** ▶ **Tri.-Thiazid®** ▶ **Turfa®**
Triamteren comp.®	Hydrochlorothiazid + Triamteren (Mittel bei Bluthochdruck, Harntreibendes Mittel)
Triamteren/HCT®	Hydrochlorothiazid + Triamteren (Mittel bei Bluthochdruck, Harntreibendes Mittel)

T

Triapten®	Foscarnetnatrium (Mittel bei Herpesinfektionen)
Triarese®	Hydrochlorothiazid + Triamteren (Mittel bei Bluthochdruck, Harntreibendes Mittel)
Triastonal®	Beta-Sitosterin (Prostatamittel)
Triazid®	Hydrochlorothiazid + Triamteren (Mittel bei Bluthochdruck, Harntreibendes Mittel)
Triazolam	▶ **Halcion®**
Triflumann Augentropfen®	Trifluridin (Mittel bei Herpesinfektionen)
Trifluridin	▶ **Triflumann Augentropfen®**
Trihexyphenidyl	▶ **Artane®** ▶ **Parkopan®**
Trijodthyronin®	Liothyronin (Schilddrüsenmittel)
Trileptal®	Oxcarbazepin (Mittel bei Epilepsie)
Trimethoprim	▶ **Infectotrimet®** ▶ **TMP-ratiopharm®**
Trimethoprim + Sulfamethoxazol	▶ **Bactoreduct®** ▶ **Berlocid®** ▶ **Cotrim…®** ▶ **Cotrimhexal®** ▶ **Cotrimoxazol®** ▶ **Cotrimox-Wolff®** ▶ **Cotrimstada®** ▶ **Drylin®** ▶ **Eusaprim®** ▶ **Kepinol®** ▶ **Sigaprim®** ▶ **Supracombin®** ▶ **TMS-forte®**
Trimidura®	Trimipramin (Mittel bei Depressionen)
Trimineurin®	Trimipramin (Mittel bei Depressionen)
Trimipramin	▶ **Herphonal®** ▶ **Stangyl®** ▶ **Trimidura®**

T

	▶ **Trimineurin®** ▶ **Trimipramin...®**
Trimipramin...®	Trimipramin (Mittel bei Depressionen)
Trinitrosan®	Glyceroltrinitrat (Mittel bei Erkrankung der Herzkranzgefäße)
Triptorelin	▶ **Decapeptyl®**
TRIS 36,34 Braun®	Trometamol (Mittel bei Azidose)
Trisorcin®	Penicillamin (Mittel bei Arthritis, Gegengift für Schwermetalle)
Trivastal®	Piribedil (Mittel bei Durchblutungsstörungen)
Trofosfamid	▶ **Ixoten®**
Tromantadin	▶ **Viru-Merz®**
Trometamol	▶ **THAM-Köhler 3 M®** ▶ **TRIS 36,34 Braun®** ▶ **3M-Trometamol-Lösung®**
Tromlipon®	Alpha-Liponsäure (Mittel bei Polyneuropathie)
Tromphyllin®	Theophyllin (Bronchienerweiterndes Mittel)
Tropicamid	▶ **Mydriaticum Stulln®** ▶ **Mydrum®**
Tropisetron	▶ **Navoban®**
Trospi®	Trospiumchlorid (Mittel bei Blasenfunktionsstörung)
Trospiumchlorid	▶ **Spasmex®** ▶ **Spasmolyt®** ▶ **Spasmo-Rhoival TC®** ▶ **Spasmo-Urgenin TC®** ▶ **Trospi®**
Troxerotin	▶ **Posorutin®** ▶ **Toxerutin®** ▶ **Troxeven®** ▶ **Vastribil®** ▶ **Veno SL®** ▶ **Venotrulan®**

Troxerutin®	Troxerotin (Venenmittel)
Troxeven®	Troxerotin (Venenmittel)
Trusopt®	Dorzolamid (Mittel bei erhöhtem Augeninnendruck)
Truxal®	Chlorprothixen (Mittel bei psychischen Erkrankungen)
Tryasol Codein®	Codein (Hustenstillendes Mittel)
Tryptophan	▶ **Ardeydorm®** ▶ **Ardeytropin®** ▶ **Kalma®** ▶ **L-Tryptophan-ratiopharm®**
Tuaminoheptan	▶ **Rinofluimucil S®**
Tulobuterol	▶ **Atenos®** ▶ **Brelomax®**
Tulotract®	Lactulose (Abführmittel, Mittel bei Leber-erkrankungen)
Turfa®	Hydrochlorothiazid + Triamteren (Mittel bei Bluthochdruck, Harntreibendes Mittel)
Turimonit®	Isosorbidmononitrat (Herzmittel)
Turimycin®	Clindamycin (Lincosamid-Antibiotikum)
Turisteron®	Ethinylestradiol (Estrogen)
Turixin®	Mupirocin (Lokalantibiotikum)
Tuss®	Dextromethorphan (Hustenstillendes Mittel)
Tussafug®	Benproperin (Hustenstillendes Mittel)
Tussed®	Clobutinol (Hustenstillendes Mittel)
Tuss-Hustenlöser®	Ambroxol (Schleimlösendes Mittel)

Tussoret®	Codein (Hustenstillendes Mittel)
Tyrosur®	Thyrotricin (Polypeptid-Antibiotikum)
Tyzine®	Tetryzolin (Schnupfenmittel)

T

U

Ubretid®	Distigminbromid (Mittel bei Blasen- und Darmatonie)
UDC…®	Ursodeoxycholsäure (Gallensteinauflöser)
Udicil®	Cytarabin (Mittel bei Krebserkrankungen)
Udima®	Minocyclin (Antibiotikum/Tetracyclin)
Udrik®	Trandolapril (Mittel bei Bluthochdruck, Mittel bei Herzschwäche)
Ujostabil®	Polystyroldivinylbenzolsulfonsäure (Harnsteinmittel)
Ulcogant®	Sucralfat (Magen-Darm-Mittel)
Ulcoprotect®	Pirenzepin (Mittel zur Unterdrückung der Magensäuresekretion)
Ultiva®	Remifentanil (Schmerzmittel/BTM)
Ultracain®	Articain (Mittel zur örtlichen Betäubung)
Ultracortenol®	Prednisolon (Kortisonpräparat)
Ultralan®	Fluocortolon (Kortisonpräparat)
Ultravist®	Iopromid (Röntgenkontrastmittel)
Ultreon®	Azithromecin (Markrolidantibiotikum)
Unacid PD®	Sultamicillin (Antibiotikum)
Unacid®	Ampicillin + Sulbactam (Breitbandpenicillin + Betalactamasehemmer)
Unat®	Torasemid (Harntreibendes Mittel)

Unexym®	Pankreas Pulver (Darmwirksames Enzym)
Unilair®	Theophyllin (Bronchienerweiterndes Mittel)
Unilux®	Iopamidol (Röntgenkontrastmittel)
Uniphyllin®	Theophyllin (Bronchienerweiterndes Mittel)
Unizink®	Zinkaspartat (Spurenelement)
Uno-Enantone®	Leuprorelin (Mittel bei Krebserkrankungen)
Uno-Vit-600®	RRR-Alpha-Tocopherol (Vitamin E)
Uprima®	Apomorphin (Mittel bei Erektionsstörungen)
Uralyt-U®	Kaliumnatriumhydrogencitrat (Mittel bei Harnsteinen)
Urapidil	▶ **Ebrantil**
Urbason...®	Methylprednisolon (Kortisonpräparat)
Urem®	Ibuprofen (Schmerzmittel, Fiebermittel)
Ureotop®	Harnstoff (Hautbehandlungsmittel)
URGO-ACTIV Hühneraugenpflaster®	Salicylsäure (Hautbehandlungsmittel)
URGOsorb®	Alginsäure (Wundbehandlungsmittel)
Uribenz®	Allopurinol (Mittel bei erhöhter Harnsäure)
Uridinmonophosphat	▶ **Antikataraktikum N®**
Uriduct®	Doxazosin (Prostatamittel)
Urion®	Alfuzosin (Prostatamittel)
Uripurinol®	Allopurinol (Mittel bei erhöhter Harnsäure)
Uro-Cephoral®	Cefixim (Cefalosporin-Antibiotikum)
Urofollitropin	▶ **Fertinorm HP**

Urokinase	▶ **Corase** ▶ **Rheothromb** ▶ **Urokinase...**
Urokinase...®	Urokinase (Fibrinauflösendes Mittel)
Urolux retro®	Amidotrizoesäure (Röntgenkontrastmittel)
Uromethin®	Methionin (Mittel zur Harnansäuerung)
Uromitexan®	Mesna (Protektivum für Krebsbehandlung)
Uromykol®	Clotrimazol (Mittel bei Pilzinfektionen)
Uro-Nebacetin®	Neomycin (Aminoglykosid-Antibiotikum)
Uroseptol®	Ethacridin (Desinfektionsmittel)
Uro-Tablinen®	Nitrofurantoin (Mittel bei Harnwegsinfektionen)
Uro-Tarivid®	Ofloxacin (Antibiotikum)
Urotractan®	Methenamin (Protektivum für Harnwegsinfektionen)
Urovison R®	Amidotrizoesäure (Röntgenkontrastmittel)
UroXatral®	Alfuzosin (Prostatamittel)
Ursochol®	Ursodeoxycholsäure (Gallensteinauflöser)
Ursodeoxycholsäure	▶ **Cholit-Ursan®** ▶ **Cholofalk®** ▶ **UDC...®** ▶ **Ursochol®** ▶ **Ursofalk®**
Ursofalk®	Ursodeoxycholsäure (Gallensteinauflöser)
Uskan®	Oxazepam (Beruhigungsmittel)
Utrogest®	Progesteron (Hormon)

V

Vagantin®	Methanthelinumbromid (Magen-Darm-Mittel)
Vagi-C®	Ascorbinsäure (Vitamin C)
Vagicillin®	Neomycin (Aminoglykosid-Antibiotikum)
Vagifem®	Estradiol (Estrogen)
Vagi-Hex®	Hexetidin (Scheidendesinfektionsmittel)
Vagimit®	Metronidazol (Antibiotikum)
Vagisan®	Milchsäure (Mittel bei Ausfluß)
Valaciclovir	▶ **Valtrex®**
Valbil®	Febuprol (Mittel bei Gallenstörung)
Valcyte®	Valganciclovir (Mittel bei CMV-Retinitis)
Valganciclovir	▶ **Valcyte®**
Valiquid®	Diazepam (Beruhigungsmittel)
Valium®	Diazepam (Beruhigungsmittel)
Valocordin®	Diazepam (Beruhigungsmittel)
Valoron®	Tilidin (Schmerzmittel)
Valpro...®	Valproinsäure (Mittel bei Epilepsie)
Valproat...®	Valproinsäure (Mittel bei Epilepsie)
Valprodura®	Valproinsäure (Mittel bei Epilepsie)
Valproflux®	Valproinsäure (Mittel bei Epilepsie)

Valproinsäure	▶ **Convulex®** ▶ **Convulsofin®** ▶ **Ergenyl®** ▶ **Espa-valept®** ▶ **Leptilan®** ▶ **Orfiril®** ▶ **Valproat...®** ▶ **Valpro...®** ▶ **Valprodura®** ▶ **Valproflux®** ▶ **Valproinsäure...®** ▶ **Valprolept®**
Valproinsäure...®	Valproinsäure (Mittel bei Epilepsie)
Valprolept®	Valproinsäure (Mittel bei Epilepsie)
Valsartan	▶ **Diovan®** ▶ **Provas®**
Valtrex®	Valaciclovir (Mittel bei Herpesinfektionen)
Vanco...®	Vancomycin (Peptid-Antibiotikum)
Vancomycin	▶ **Vanco...®** ▶ **Vancomycin...®**
Vancomycin...®	Vancomycin (Peptid-Antibiotikum)
Vaopin N®	Campher (Hautbehandlungsmittel)
Vascal®	Isradipin (Mittel bei Bluthochdruck)
Vasomotal®	Betahistin (Mittel bei Schwindel)
Vasopos N®	Tetryzolin (Augenheilmittel)
Vasosan P/-S®	Colestyramin (Blutfettsenkendes Mittel)
Vastribil®	Troxerotin (Venenmittel)
Vectavir®	Penciclovir (Mittel bei Herpesinfektionen)
Vecuroniumbromid	▶ **Norcuron®**

Velopural®	Hydrocortisonacetat (Kortisonpräparat)
Venalitan®	Heparin (Gerinnungshemmendes Mittel)
Venalot®	Cumarin (Venenmittel)
Venimmun®	Immunglobulin, human (Mittel zur Vorbeugung und Behandlung von Infektionen)
Venlafaxin	▶ **Trevilor®**
Veno SL®	Troxerotin (Venenmittel)
Venoruton®	Hydroxyethylrutoside (Venenmittel)
Venoruton Emulgel®	Heparin (Mittel bei Venenentzündungen und stumpfen Verletzungen)
Venotrulan®	Troxerotin (Venenmittel)
Ventilastin®	Salbutamol (Bronchienerweiterndes Mittel)
Ventilat®	Oxitropiumbromid (Asthmamittel)
Ventolair®	Beclometason (Kortisonpräparat)
Vepesid®	Etoposid (Mittel bei Krebserkrankungen)
Vera...®	Verapamil (Mittel bei Bluthochdruck, Mittel bei Erkrankung der Herzkranzgefäße, Mittel bei Herzrhythmusstörungen)
Verabeta®	Verapamil (Mittel bei Bluthochdruck, Mittel bei Erkrankung der Herzkranzgefäße, Mittel bei Herzrhythmusstörungen)
Veragamma®	Verapamil (Mittel bei Bluthochdruck, Mittel bei Erkrankung der Herzkranzgefäße, Mittel bei Herzrhythmusstörungen)

Verahexal®	Verapamil (Mittel bei Bluthochdruck, Mittel bei Erkrankung der Herzkranzgefäße, Mittel bei Herzrhythmusstörungen)
Veramex®	Verapamil (Mittel bei Bluthochdruck, Mittel bei Erkrankung der Herzkranzgefäße, Mittel bei Herzrhythmusstörungen)
Veranorm®	Verapamil (Mittel bei Bluthochdruck, Mittel bei Erkrankung der Herzkranzgefäße, Mittel bei Herzrhythmusstörungen)
Verapamil	▶ **Azupamil®** ▶ **Durasoptin®** ▶ **Falicard®** ▶ **Isoptin®** ▶ **Jenapamil®** ▶ **Vera...®** ▶ **Verabeta®** ▶ **Veragamma®** ▶ **Verahexal®** ▶ **Veramex®** ▶ **Veranorm®** ▶ **Verapamil...®** ▶ **Verasal®** ▶ **Veroptinstada®**
Verapamil...®	Verapamil (Mittel bei Bluthochdruck, Mittel bei Erkrankung der Herzkranzgefäße, Mittel bei Herzrhythmusstörungen)
Verasal®	Verapamil (Mittel bei Bluthochdruck, Mittel bei Erkrankung der Herzkranzgefäße, Mittel bei Herzrhythmusstörungen)
Vergentan®	Alizaprid (Brechreizstillendes Mittel)
Verladyn®	Dihydroergotamin (Blutdrucksteigerndes Mittel, Migränemittel)
Verlalipon®	Alpha-Liponsäure (Mittel bei Polyneuropathie)
Vermox®	Mebenzadol (Wurmmittel)

Vernelan®	Magnesiumaspartathydrobromid (Mittel bei psychischen Erkrankungen)
Veroptinstada®	Verapamil (Mittel bei Bluthochdruck, Mittel bei Erkrankung der Herzkranzgefäße, Mittel bei Herzrhythmusstörungen)
Verospiron®	Spironolacton (Harntreibendes Mittel, Aldosteronantagonist)
Verrucid®	Salicylsäure (Hautbehandlungsmittel)
Verteporfin	▶ **Visudyne®**
Vertigo Meresa®	Sulpirid (Mittel bei Schwindel)
Vertigo-neogamma®	Sulpirid (Mittel bei Schwindel)
Vertigo-Vomex®	Dimenhydrinat (Mittel bei Schwindel)
Vesanoid®	Tretinoin (Mittel bei Krebserkrankungen)
Vesdil/-protect®	Ramipril (Mittel bei Bluthochdruck, Mittel bei Herzschwäche)
Vetren®	Heparin (Mittel bei Venenentzündung und stumpfen Verletzungen)
Vexol®	Rimexolon (Kortisonpräparat)
VIAGRA®	Sildenafil (Gefäßerweiterndes Mittel, Mittel bei Erektionsstörungen)
Vitamin B 1...®	Thiamin (Vitamin B 1)
Vibolex E®	Alpha-Tocopherolacetat (Vitamin E)
Vibramycin®	Doxycyclin (Tetrazyklin-Antibiotikum)
Vibravenös®	Doxycyclin (Tetrazyklin-Antibiotikum)
Vicapan N®	Cyanocobalamin (Vitamin B 12)

Videx®	Didanosin (HIV-Medikament)
Vidirakt®	Povidon (Augenheilmittel, künstliche Tränen)
Vidisept®	Povidon (Augenheilmittel, künstliche Tränen)
Vidisic®	Carbomer (Augenheilmittel)
Vigabatrin	▶ **Sabril®**
Vigantol®	Colecalciferol (Vitamin D3)
Vigantoletten®	Colecalciferol (Vitamin D3)
Vigil®	Modafenil (Mittel bei psychischen Erkrankungen/ BTM)
Viloxazin	▶ **Vivalan®**
Vinblastin	▶ **Vinblastin...®** ▶ **Vinblastinsulfat-GRY®**
Vinblastin...®	Vinblastin (Mittel bei Krebserkrankungen)
Vinblastinsulfat-GRY®	Vinblastin (Mittel bei Krebserkrankungen)
Vincamin	▶ **Ophdilvas N®** ▶ **Vincamin...®**
Vincamin...®	Vincamin (Mittel bei Durchblutungsstörungen)
Vinco-Abführ-Perlen®	Bisacodyl (Abführmittel)
Vincristin	▶ **Cellcristin®** ▶ **FARMISTIN®** ▶ **Onkocristin®** ▶ **Vincristin...®** ▶ **Vincristinsulfat...®**
Vincristin...®	Vincristin (Mittel bei Krebserkrankungen)
Vincristinsulfat...®	Vincristin (Mittel bei Krebserkrankungen)
Vindesin	▶ **ELDISINE®**
Vinorelbin	▶ **Navelbine®**
Vinpocetin	▶ **Cavinton®**

Vioxx®	Rofecoxib (Entzündungshemmendes Mittel)
VIRACEPT®	Nelfinavir (HIV-Medikament)
Viramune®	Nevirapin (HIV-Medikament)
VIRAX-PUREN®	Aciclovir (Mittel bei Herpesinfektionen)
Virazole®	Ribavirin (Mittel bei RSV-Infektion)
Viread®	Tenofovir (HIV-Medikament)
VIRIDAL®	Alprostadil (Mittel bei Erektionsstörungen)
Virilit®	Cyproteron (Mittel bei Krebserkrankungen)
Virudermin Gel®	Zinksulfat (Hautbehandlungsmittel)
Viru-Merz®	Tromantadin (Mittel bei Herpesinfektionen)
Virunguent®	Idoxuridin (Mittel bei Herpesinfektionen)
Virupos®	Aciclovir (Mittel bei Herpesinfektionen)
Virzin®	Aciclovir (Mittel bei Herpesinfektionen)
Visadron®	Phenylephrin (Augenheilmittel)
Viscoat®	Chondrotinschwefelsäure (Mittel bei Augenoperationen)
Visc-Ophtal®	Carbomer (Augenheilmittel)
Viscoseal®	Hyaluronsäure (Mittel bei Gelenkbeschwerden)
Visiol®	Hyaluronsäure (Mittel bei Augenoperationen)
Visipaque®	Iodixanol (Röntgenkontrastmittel)
Visken®	Pindolol (Mittel bei Herzrhythmusstörungen, Erkrankung der Herzkranzgefäße und Bluthochdruck)

Vislube®	Hyaluronsäure (Augenheilmittel)
Vismed®	Hyaluronsäure (Augenheilmittel)
Vistagan®	Levobunolol (Mittel bei erhöhtem Augeninnendruck)
VISTIDE®	Cidofovir (Mittel bei CMV-Retinitis)
Vistimon®	Mesterolon (Hormon)
Visudyne®	Verteporfin (Augenheilmittel)
Vit. E...®	RRR-Alpha-Tocopherol (Vitamin E)
VITA E®	RRR-Alpha-Tocopherol (Vitamin E)
Vitadral®	Retinol (Vitamin A)
VITA-E®	RRR-Alpha-Tocopherolacetat (Vitamin E)
Vitaferro®	Eisenchlorid (II) oder Eisengluconat (II) oder Eisensulfat (Mittel bei Eisenmangel)
Vitafluid®	Retinol (Vitamin A)
Vitagel®	Retinol (Vitamin A)
Vitagutt Vitamin E®	Alpha-Tocopherolacetat (Vitamin E)
Vitamin A...®	Retinol (Vitamin A)
Vitamin B 12...®	Cyanocobalamin (Vitamin B 12)
Vitamin B 12...®	Hydroxocobalamin (Vitamin B 12)
Vitamin B 2...®	Riboflavin (Vitamin B2)
Vitamin B 6...®	Pyridoxin (Vitamin B 6)
Vitamin C...®	Ascorbinsäure (Vitamin C)

Vitamin E 600®	RRR-Alpha-Tocopherol (Vitamin E)
Vitamin E AL®	RRR-Alpha-Tocopherol (Vitamin E)
Vitamin E Natur®	RRR-Alpha-Tocopherol (Vitamin E)
Vitamin E Sanum®	RRR-Alpha-Tocopherolacetat (Vitamin E)
Vitamin-D3-Hervert®	Colecalciferol (Vitamin D3)
Vitamin-E Dragees®	DL-Alpha-Tocopherolhydrogensuccinat (Vitamin E)
Vitamin-E-300®	Alpha-Tocopherolacetat (Vitamin E)
Vitamin-E-mp®	Alpha-Tocopherolacetat (Vitamin E)
Vitazell E®	RRR-Alpha-Tocopherol (Vitamin E)
Vivalan®	Viloxazin (Mittel bei Depressionen)
Vividrin Tabletten Wirkstoff Loratadin®	Loratadin (Mittel bei Allergien)
Vividrin®	Cromoglicinsäure (Mittel bei Allergien)
Vivinox®	Diphenhydramin (Beruhigungsmittel)
Vivural®	Calciumcarbonat (Mittel bei Kalziummangel)
VM 26-Bristol®	Teniposid (Mittel bei Krebserkrankungen)
Vobamyk®	Miconazol (Mittel bei Pilzinfektionen)
Volmac®	Salbutamol (Bronchienerweiterndes Mittel)
Volon A®	Triamcinolonacetonid (Kortisonpräparat)
Volon®	Triamcinolon (Kortisonpräparat)
Volonimat®	Triamcinolonacetonid (Kortisonpräparat)

Voltaren®	Diclofenac (Mittel bei Entzündungen und Rheuma, Schmerzmittel)
Voluven®	Hydroxyethylstärke (Volumenersatzmittel)
Vomacur®	Dimenhydrinat (Mittel bei Reisekrankheit)
Vomex A®	Dimenhydrinat (Brechreizstillendes Mittel)
Vorina®	Folinsäure, Dinatriumsalz (Gegengift für MTX)
Votum®	Olmesartanmedoxomil (Mittel bei Bluthochdruck)

W

Warfarin	▶ **Coumadin®**
WariAktiv®	Chlorethan (Mittel zur örtlichen Betäubung)
Wartec®	Podophyllotoxin (Warzenmittel)
Weimer quin®	Chloroquin (Malariamittel)
Wellvone®	Atovaquon (Pneumocystis carinii-Pneumonie-Mittel)
Wick Formel 44 Husten Löser Sirup®	Guaifenesin (Schleimlösendes Mittel)
Wick Formel 44®	Dextromethorphan (Hustenstillendes Mittel)
Wick sinex®	Oxymetazolin (Schnupfenmittel)
Wilprafen®	Josamycin (Makrolid-Antibiotikum)
Windol®	Bufexamac (Hautbehandlungsmittel)
Wydora®	Indoramin (Mittel bei Bluthochdruck)

X

XALATAN®	Latanoprost (Mittel bei erhöhtem Augeninnendruck)
Xanax®	Alprazolam (Beruhigungsmittel)
Xanef i. v.®	Enalaprilat (Mittel bei Bluthochdruck, Mittel bei Herzschwäche)
Xanef®	Enalapril (Mittel bei Bluthochdruck, Mittel bei Herzschwäche)
Xanthangummi	▶ **RONFNYL®**
Xantinolnicotinat	▶ **Complamin®** ▶ **Xantinol-nicotinat-ratiopharm®**
Xantinol-nicotinat-ratiopharm®	Xantinolnicotinat (Blutfettsenkendes Mittel)
Xapro®	Estriol (Estrogen)
Xeloda®	Capecitabin (Mittel bei Krebserkrankungen)
Xenetix®	Iobitridol (Röntgenkontrastmittel)
Xenical®	Orlistat (Mittel bei Übergewicht)
Xigris®	Drotrecogin alfa (Mittel bei Multiorganversagen)
Xilopar®	Selegilin (Parkinsonmittel)
Ximovan®	Zolpidem (Schlafmittel)
Xipamid	▶ **Aquaphor®**
XUSAL®	Levocetirizin (Mittel bei Allergien)
Xylit...®	Xylitol (Energiezufuhrmittel)
Xylitol	▶ **Xylit...®** ▶ **Xylitol...®**

Xylitol...®	Xylitol (Energiezufuhrmittel)
Xylo E/K®	Xylometazolin (Schnupfenmittel)
Xylo Siozwo®	Xylometazolin (Schnupfenmittel)
Xylo von CT®	Xylometazolin (Schnupfenmittel)
Xylocain®	Lidocain (Mittel bei Herzrhythmusstörungen, Mittel zur örtlichen Betäubung, Mittel zur örtlichen Betäubung)
Xylocitin-Ioc®	Lidocain (Mittel zur örtlichen Betäubung)
Xylo-COMOD®	Xylometazolin (Schnupfenmittel)
Xylometazolin	▶ **Balkis®** ▶ **GeloNasal®** ▶ **Imidin®** ▶ **Nasan®** ▶ **Nasengel ratiopharm®** ▶ **Nasengel AL®** ▶ **Nasentropfen AL®** ▶ **Nasentropfen E/K ratiopharm®** ▶ **Olynth...Schnupfen®** ▶ **Otriven®** ▶ **Rapako xylo®** ▶ **Schnupfen endrine®** ▶ **Snup akut®** ▶ **Stas Nasenspray®** ▶ **Stas Nasentropfen®** ▶ **Xylo-COMOD®** ▶ **Xylo E/K®** ▶ **Xylo Siozwo®** ▶ **Xylo von CT®**
Xylonest®	Prilocain (Mittel zur örtlichen Betäubung)
Xyloneural®	Lidocain (Mittel zur örtlichen Betäubung)
Xylotocan®	Tocainid (Mittel bei Herzrhythmusstörungen)

Y

Yal Lösung®	Sorbitol (Abführmittel)
Yasmin®	Drospirenon (Hormon)
Yocon-Glenwood®	Yohimbin (Mittel bei Erektionsstörungen)
Yohimbin	▶ **Pluriviron®** ▶ **Yocon-Glenwood®** ▶ **Yohimbin „Spiegel"®**
Yohimbin „Spiegel"®	Yohimbin (Mittel bei Erektionsstörungen)
Yxin Augentropfen®	Tetryzolin (Augenheilmittel)
Yxin Tears®	Povidon (Augenheilmittel)

Z

Zaditen®	Ketotifen (Asthmamittel, Mittel bei Allergien)
Zahnerol N®	Benzocain (Mittel zur örtlichen Betäubung)
Zalain®	Sertaconazol (Mittel bei Pilzinfektionen)
Zalcitabin	▶ **HIVID®**
Zaleplon	▶ **Sonata®**
Zanamivir	▶ **Relenza®**
Zantic®	Ranitidin (Mittel zur Unterdrückung der Magensäuresekretion)
Zatofug®	Ketotifen (Asthmamittel, Mittel bei Allergien)
Zavedos®	Idarubicin (Mittel bei Krebserkrankungen)
Zeffix®	Lamivudin (Mittel bei Hepatitis B)
ZELDOX®	Ziprasidon (Mittel bei psychischen Erkrankungen)
Zemide®	Tamoxifen (Mittel bei Krebserkrankungen)
Zenapax®	Daclizumab (Mittel zur Unterdrückung der Immunreaktion)
Zerit®	Stavudin (HIV-Medikament)
Zetir®	Cetirizin (Mittel bei Allergien)
Ziagen®	Abacavir (HIV-Medikament)
Zidovudin	▶ **Retrovir®**

Zienam®	Imipenem + Cilastatin (Beta-Lactam-Antibiotikum und Dehydropeptidase-Hemmer)
Zink beta®	Zinksulfat (Mittel bei Zinkmangel)

Quellennachweis/Literatur

Lüllmann et al.: Pharmakologie und Toxikologie, 15. Aufl. 2003, Thieme Verlag, Stuttgart

MediMedia: Gelbe Liste Pharmindex, Ausgabe 2003, MediMedia Medizinische Medien Informations GmbH, Neu-Isenburg

Mutschler et al.: Arzneimittelwirkungen, 8. Aufl. 2001, Wissenschaftliche Verlagsgesellschaft, Stuttgart

Rote Liste® Service GmbH: Rote Liste 2003, 2003, ECV Verlag, Aulendorf

Ruß: Arzneimittel pocket 2004, 9. Aufl. 2003, Börn Bruckmeier Verlag, Grünwald

Schneider et al.: Checkliste Arzneimittel A-Z, 2. Aufl. 2004, Thieme Verlag, Stuttgart

Notizen

- Simvastatin ≙ Blutfettsenkung
- Mirtrazapin ≙ Remergil ≙ bei Deppression
- Marcumar ≙ Gerinnungshemmend
- Delix ≙ Ramipril ≙ Blutdruck-
- senker, Mittel bei Herzschwäche
- Pantoprazol ≙ Magensäurehemmend
- Digitoxin ≙ Herzmittel
- ASS ≙ Schmerzm., Fieber, Thrombo-
  zytenfunktionshemmer
- Beloc-Zok: bei Herz-Kreislauf /
  Blutdrucksenker : für Leistungssteigerung sorgt Adrenalin
  Entwässerung (Diuretika)
- Plavis (≙ Clopidogrel) = hemmung
  Blutgerinnsel als Prophylaxe :
  Bildung v. Blutgerinnsel

Notizen

- Cefuroxim: Antibiotika, bei bakteriellen Infektionen: (Streptokokken): Atemwege, Niere, Haut, Sepsis
- Atacand: Mittel bei Bluthochdruck
- Diovan: Bluthochdruck

Notizen

Wirkstoffgruppe:

Notizen

Notizen

Notizen

Notizen

Notizen

Notizen

Notizen

Notizen

Notizen

Notizen

Notizen